Die 24er Pekingform
Taijiquan
by Stefan Wahle

Meditation in Bewegung

von

Diplom-Sozialökonom
Stefan Wahle
Lehrer für Qigong (TQN + DDQT)
6. Dan Ju-Jutsu
lizenzierter Fitnesstrainer

akkreditiert bei: www.trainerregister.de

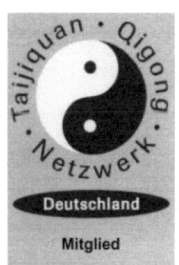
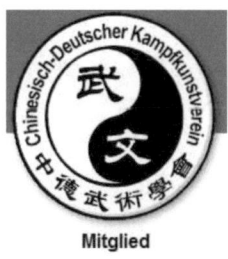
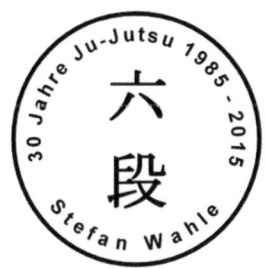

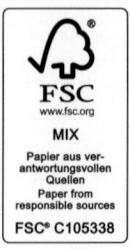

Impressum

©2011, 2015 copyright by Stefan Wahle, Hamburg

1. Auflage 2011

2. Auflage 2015

Autor: Stefan Wahle

E-Mail: info@sw-sportbuch.de

Internet: www.sw-sportbuch.de

Fan-Page von Stefan Wahle bei Facebook.com:
http://www.facebook.com/Stefan.Wahle.Autor

Verlag und Herstellung:
BoD - Books on Demand, Norderstedt

ISBN: 978-3-8423-8185-8

Offizielles Lehrbuch

der

Sawah® Qigong und Taijiquan Gesellschaft

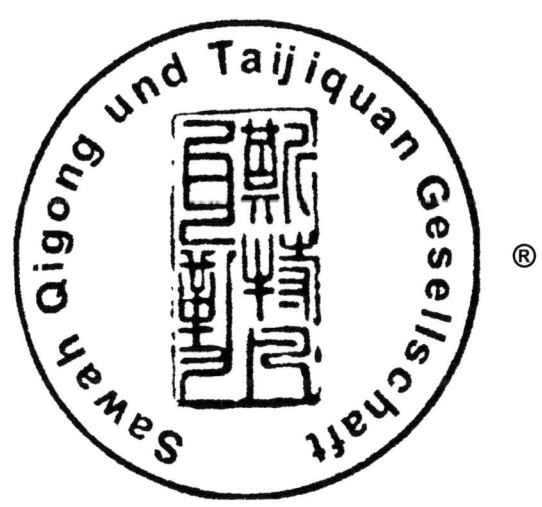

®

www.sawah-qigong.de
www.facebook.com/SawahQigong

Sport Awards 2011 der Martial Arts Association

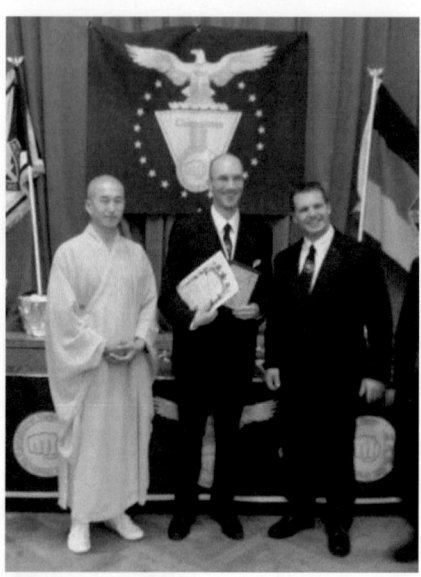

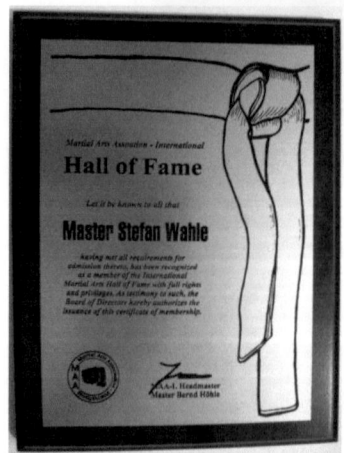
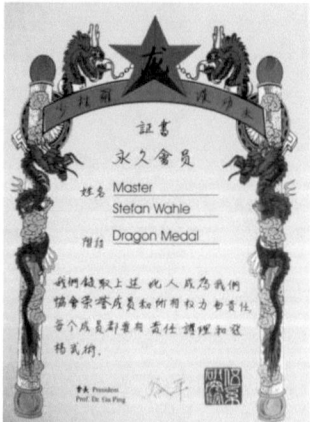

Aufnahme in die Hall of Fame und Verleihung der Dragon Medal

Inhaltsverzeichnis

1.   Einführung

Die Form „Die 24er Pekingform" ist eine Ansammlung von aneinandergereihten Körperübungen aus dem Bereich Taijiquan/Tai Chi Chuan, die aus vierundzwanzig „Figuren" bzw. „Bewegungsbildern" zusammengesetzt ist. Der Bewegungsablauf erfolgt langsam fließend und ist vergleichbar mit einer Kata aus den japanischen Kampfkünsten. Taijiquan ist teilweise auch unter dem Begriff „Schattenboxen" bekannt geworden.

Die Pekingform wurde 1956 vom nationalen Sportkomitee der Volksrepublik China in Zusammen-arbeit mit Meister Lie Tien-Yi eingeführt und basiert auf dem Yang-Stil, der von Meister Yang Luchan (1799 - 1872) begründet wurde. Sein Enkel Yang Chengfu (1883-1936) verfeinerte diesen Stil weiter.
Der Yang-Stil wiederum entwickelte sich aus dem älteren Chen-Stil, da der Begründer Yang Luchan ursprünglich ein Schüler von Chen Changxing (1771 - 1853) aus der Chen-Schule war.

Taijiquan könnte man mit den Worten „Kampfkunst nach den Prinzipien von Yin und Yang" übersetzen, wobei bei uns im Westen der Kampfkunstaspekt (Quan = Faust) hinter dem Gesundheitsaspekt weit zurücktritt. Bei uns wird Taiji eher als Gymnastik zur Förderung der Gesundheit gesehen und entsprechend praktiziert.

Der Untertitel dieses Buches lautet „Meditation in Bewegung" und beschreibt genau das Ziel des Ganzen. Bei der Praktizierung der Form soll die ganze

Konzentration auf die Bewegungsausführung gelenkt werden. Dies macht den Geist frei und führt uns in einen meditativen, beruhigenden Zustand, der sich positiv auf Körper und Geist auswirkt.

Des Weiteren sollen durch die Bewegungen die Meridiane durchlässig gemacht und von Blockaden befreit werden, um den freien Fluss des Qi (der Lebensenergie) zu gewährleisten. Dies wirkt auf den Organismus kräftigend und beugt Krankheiten vor. Insbesondere hat Taiji also eine präventive Wirkungsweise auf die Gesundheit.

Sie werden in unterschiedlichen Büchern und bei unterschiedlichen Meisten Variationen der Pekingform finden. Dies betrifft die Bezeichnung der einzelnen Figuren, bei denen sich Abweichungen bei den Übersetzungen ergeben. Es ergeben sich jedoch auch Unterschiede bei Ausführungsdetails. An einigen Stellen wird in diesem Buch darauf gesondert hingewiesen. Sie sollten sich grundsätzlich durch so etwas nicht irritieren lassen, da dies immer wieder im Qigong, Taijiquan und den Kampfkünsten vorkommt. Jeder Meister lässt seine eigene Prägung und Interpretation der Form bei der Ausführung einfließen und gibt dies so an seine Schüler weiter. Man sollte sich dieses Umstandes immer bewusst sein und ihm mit Toleranz begegnen. Ein richtig oder falsch gibt es da nicht.

Die in diesem Buch präsentierte Variation der Sawah Qigong und Taijiquan Gesellschaft berücksichtigt die europäischen Bedürfnisse und Eigenheiten. Auf tiefe

Stellungen mit extremer Dehnung und Kniebelastung wurde gezielt verzichtet (z.B. bei den Figuren Nr. 16 und 17), da der Gesundheitsaspekt für die Sawah Gesellschaft im Vordergrund steht und auf jeglichen sportlichen Leistungsgedanken bewusst verzichtet wird.

Bezüglich der Atmung sollte sich der Anfänger zunächst ausschließlich auf das Erlernen der korrekten Bewegungsausführung konzentrieren und der Atmung ihren natürlichen Lauf lassen, ohne ihr weitere Beachtung zu schenken. Der Körper nimmt sich diesbezüglich, was er braucht. Wird die Form ablauftechnisch beherrscht, kann zur tieferen Bauchatmung übergegangen werden. Dabei sind folgende Grundsätze zu beachten:
- beim Zurückziehen, Anwinkeln der Arme: **einatmen**
- beim Vorgehen, Schritte setzen: **ausatmen**
- beim Hochgehen, Anheben der Beine: **einatmen**
- beim Tiefgehen, Ausstrecken der Arme: **ausatmen**.

Ich wünsche viel Spaß beim Üben!

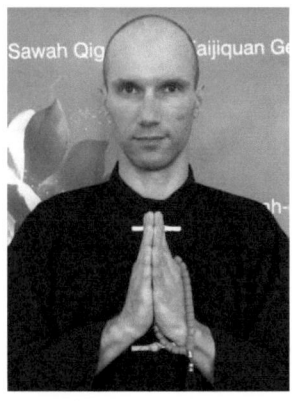

2. Grundstellungen
2.1. Bogenstellung

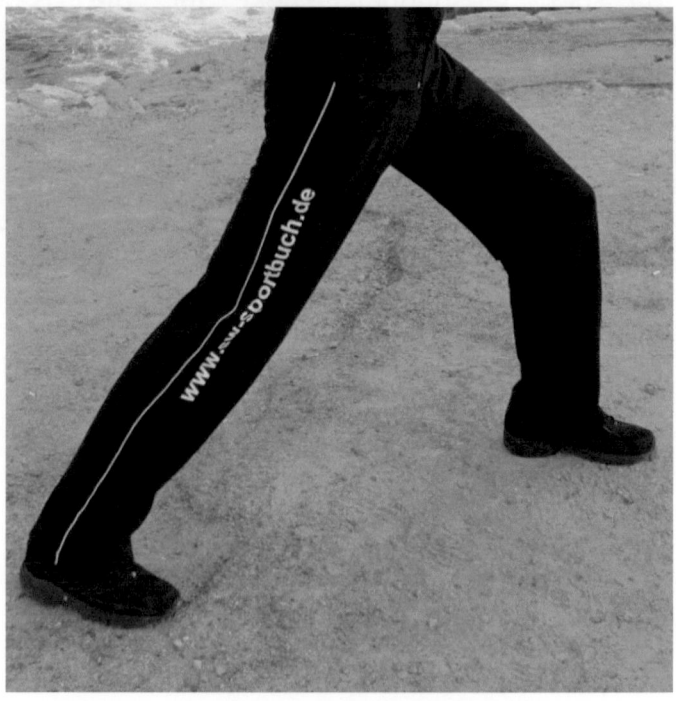

1

Beide Füße stehen einen großen Schritt diagonal auseinander, wobei die Zehen nach vorne gerichtet sind. Das vordere Bein ist im Knie 135° angewinkelt und trägt 60% des Körpergewichtes.
Das hintere Bein ist durchgestreckt und trägt 40% des Gewichtes.

2.2.   Sieben-Sterne-Stellung

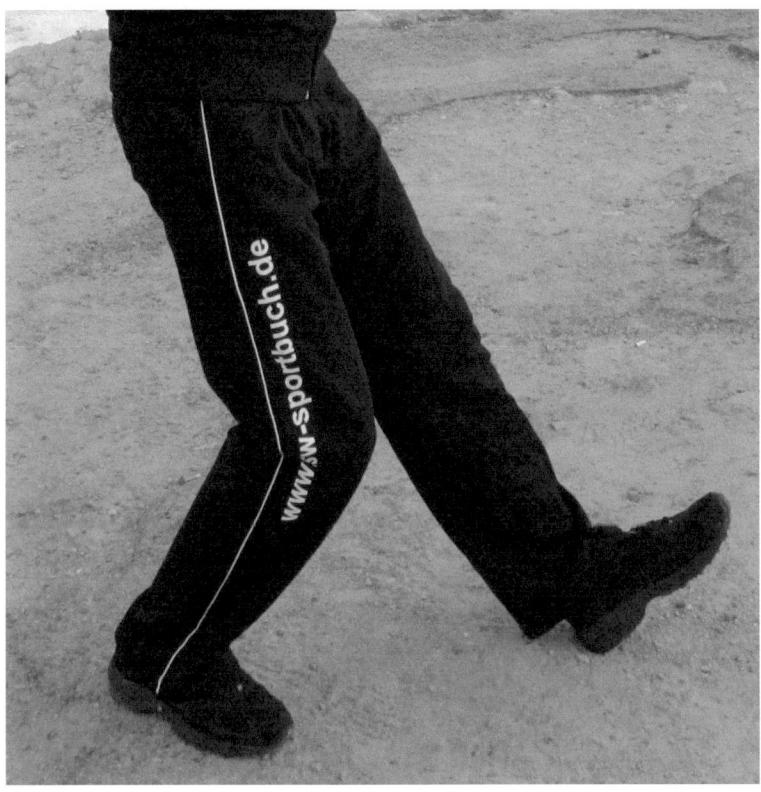

2

Der eine Fuß steht einen Schritt diagonal auf der Ferse mit minimal gebeugtem Knie vor. Das hintere Bein trägt mit gebeugtem Knie ca. 90% des Körpergewichtes in einer leicht hockenden Position.
Der Abstand zwischen den Knien beträgt ca. 2 Fäuste.

2.3. <u>Leere-Schritt-Stellung</u>

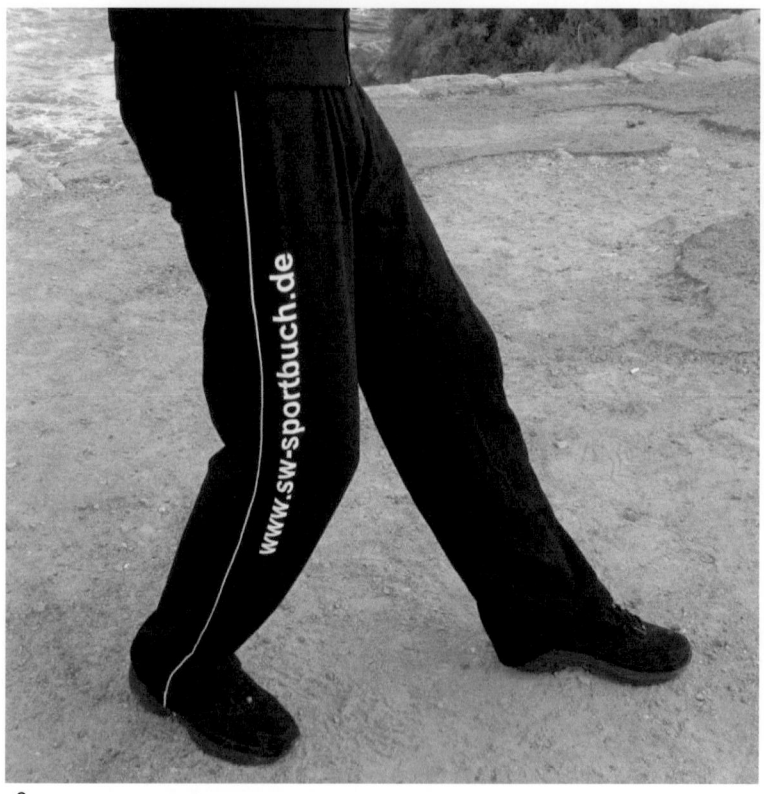

3

Beide Füße stehen eine Schrittlänge nach vorne diagonal auseinander.
Das hintere Bein ist gebeugt und trägt das Körpergewicht. Wir „sitzen" auf dem hinteren Bein. Der vordere Fuß ist nur leicht mit dem Fußballen aufgesetzt und wird nicht belastet. Er könnte jederzeit angehoben werden (z.B. für eine Fußtechnik). Die Ferse schwebt einige Millimeter über dem Boden.

3. Grundhaltungen
3.1. Hakenhand (Goushou)

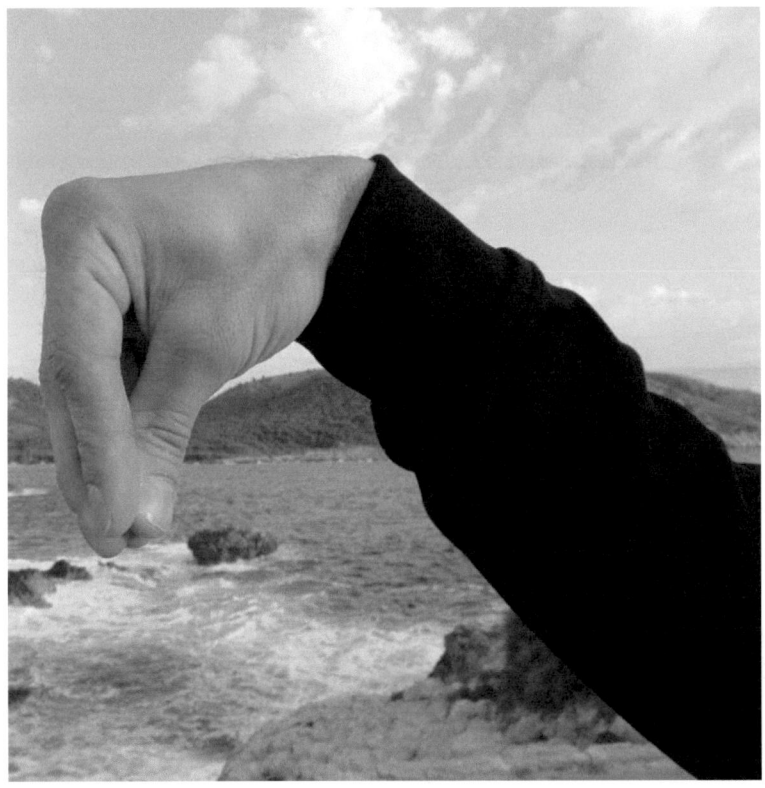

4

Die Fingerspitzen der nach unten gestreckten Finger berühren sich. Das Handgelenk ist gebeugt. Diese Handhaltung ist Teil der einfachen Peitsche sowie der gehockten Peitsche bei „die Schlange kriecht am Boden".

3.2. Handflächenstoß

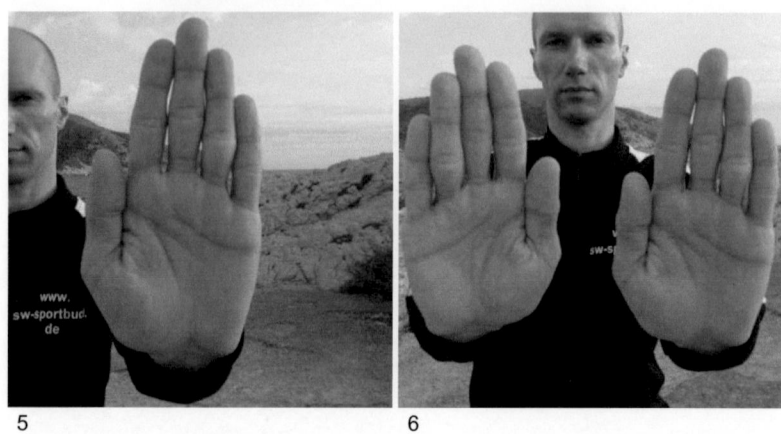

5   6

Der Handflächenstoß erfolgt mit der sogenannten
Weidenblatt-Handhaltung, bei der alle Finger gestreckt
sind und aneinander gedrückt werden. Die Finger zeigen
senkrecht nach oben. Der Handflächenstoß kann
einhändig (z.B. bei der einfachen Peitsche, Figur Nr. 09
und 11) oder beidhändig (z.B. beim Ball
zurückrollen/vorstoßen, Figur Nr. 07, 08 und 22) erfolgen.

3.3.   <u>Faust</u>

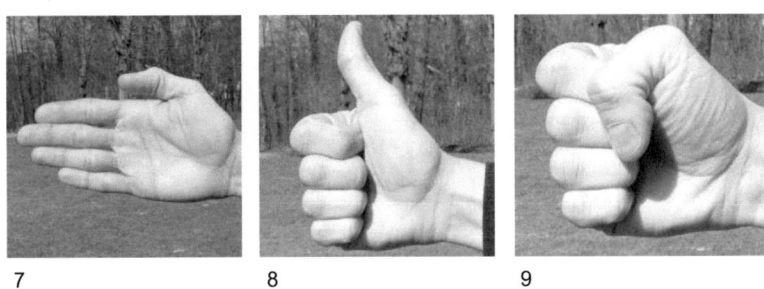

7   8   9

Die Bilder 7 bis 9 zeigen, wie eine Faust gemacht wird. Zuerst werden die vier Finger eingerollt und dann der Daumen angewinkelt. Auf Bild 9 sehen wir eine Vertikalfaust, bei der der Faustrücken zur Seite nach außen zeigt.

4. Die 24er Pekingform
4.1. Figur 01: Das Qi wecken

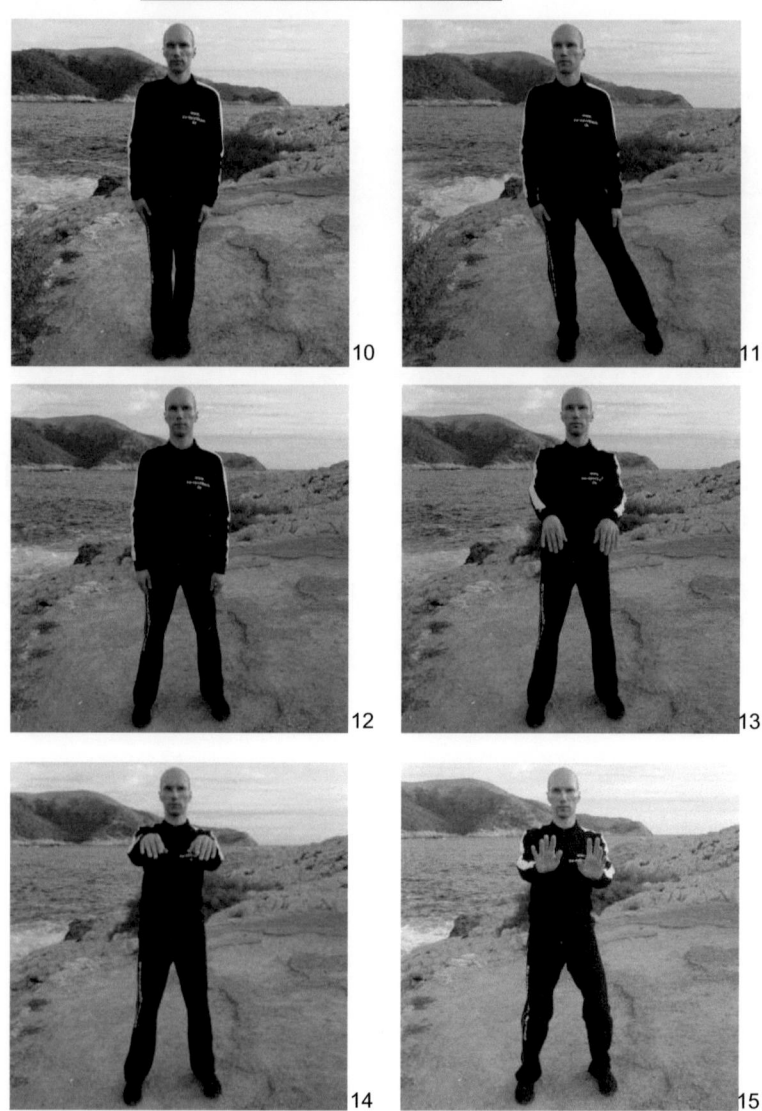

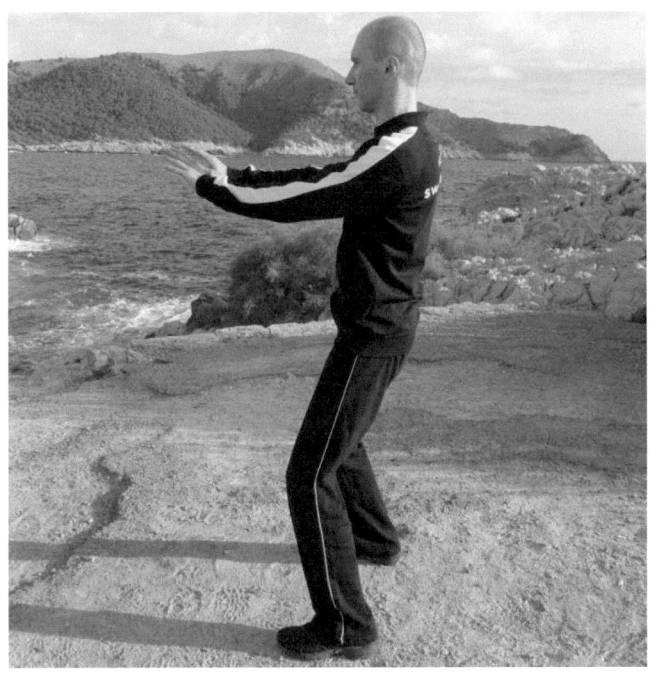
15 a   andere Ansicht: Seitenansicht von Bild 15

Wir stehen zunächst mit beiden Beinen zusammen, die Arme hängen locker rechts und links vom Körper. Wir verlagern unser Gewicht nach rechts, setzen den linken Fuß in den schulterbreiten Stand nach links (dabei erst die linke Ferse anheben und über den Fußballen abrollend anheben), belasten beide Beine gleichmäßig und heben die Arme vor dem Körper parallel zueinander bis auf Schulterhöhe an.   Dann senken wir die Arme in einer Wellenbewegung beginnend mit Schultern und Ellenbogen wieder nach unten bis auf Höhe des Bauchnabels und gehen dabei etwas in die Knie (Verlagerung des Körperschwerpunktes nach unten).

4.2.　　Figur 02: Die Mähne des Wildpferdes teilen

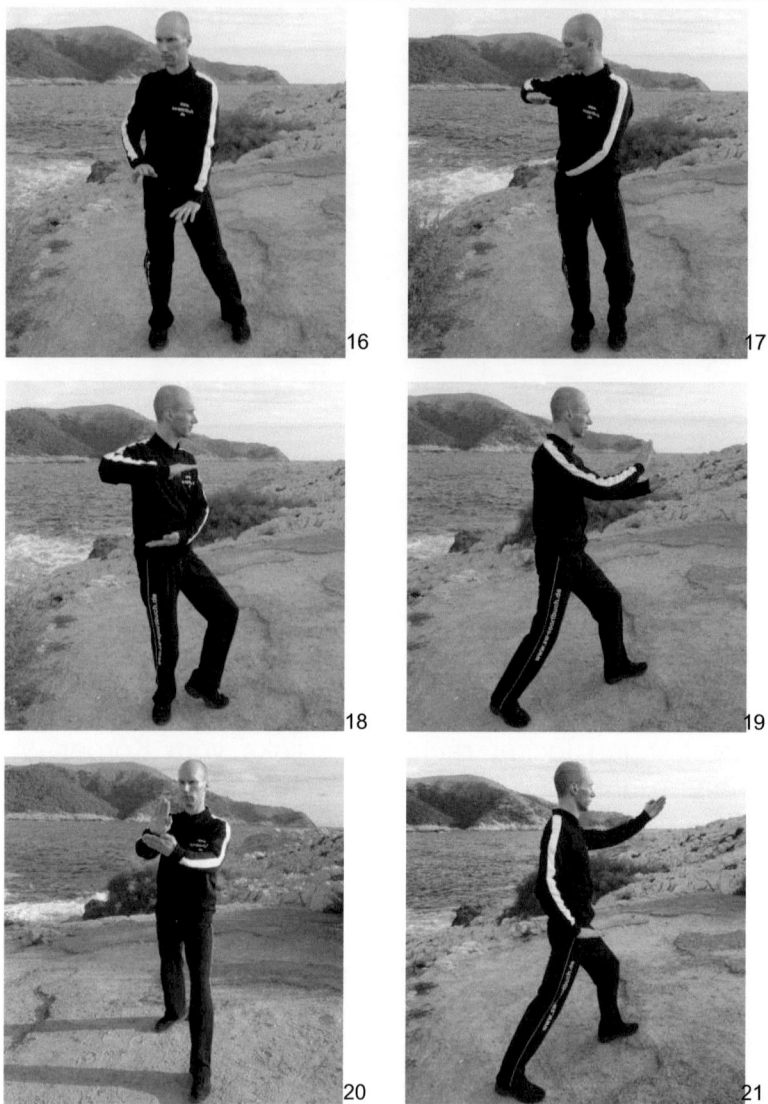

a.A.: Frontalansicht von Bild 19

Sind die Hände auf Bauchnabelhöhe angekommen, steppen wir mit dem linken Fuß an den rechten heran, setzen diesen auf dem Fußballen ab und führen die Hände weiter in die Ballhaltung (Baoqiu) rechts mit eingedrehtem Oberkörper nach rechts und Blick auf die rechte Hand. Dabei ist die rechte Hand oben in Brusthöhe mit nach unten zeigender Handinnenfläche und die linke Hand ist unten in Hüfthöhe gegenüberliegend mit nach oben zeigender Handinnenfläche. (Bilder 16 bis 17)

Wir drehen den Oberkörper mit dem Becken nach links. Der linke Fuß dreht dabei auf dem Fußballen mit. Der rechte Fuß verändert seine Position nicht. (Bild 18)

Wir machen einen Schritt mit dem linken Fuß nach links in die linke Bogenstellung (erst Ferse absetzen, dann Fuß abrollen) gemäß Gliederungspunkt 2.1. auf Seite 10 und streifen die Hände vor dem Körper gegeneinander ab, indem wir die Handinnenflächen in einer entgegengesetzten Bewegung übereinander wegziehen. (Bild 19 + Bild 20 andere Ansicht)

In der Endposition befindet sich die linke Hand ca. in Halshöhe und wir schauen auf die Handinnenfläche. Der Ellenbogen ist leicht gebeugt. Die rechte Hand wird mit der Handinnenfläche nach unten und nach vorne zeigenden Fingern zur rechten Körperseite etwa in Hüfthöhe gebracht. Auch hier ist der Ellenbogen leicht gebeugt. (Bild 21)

19

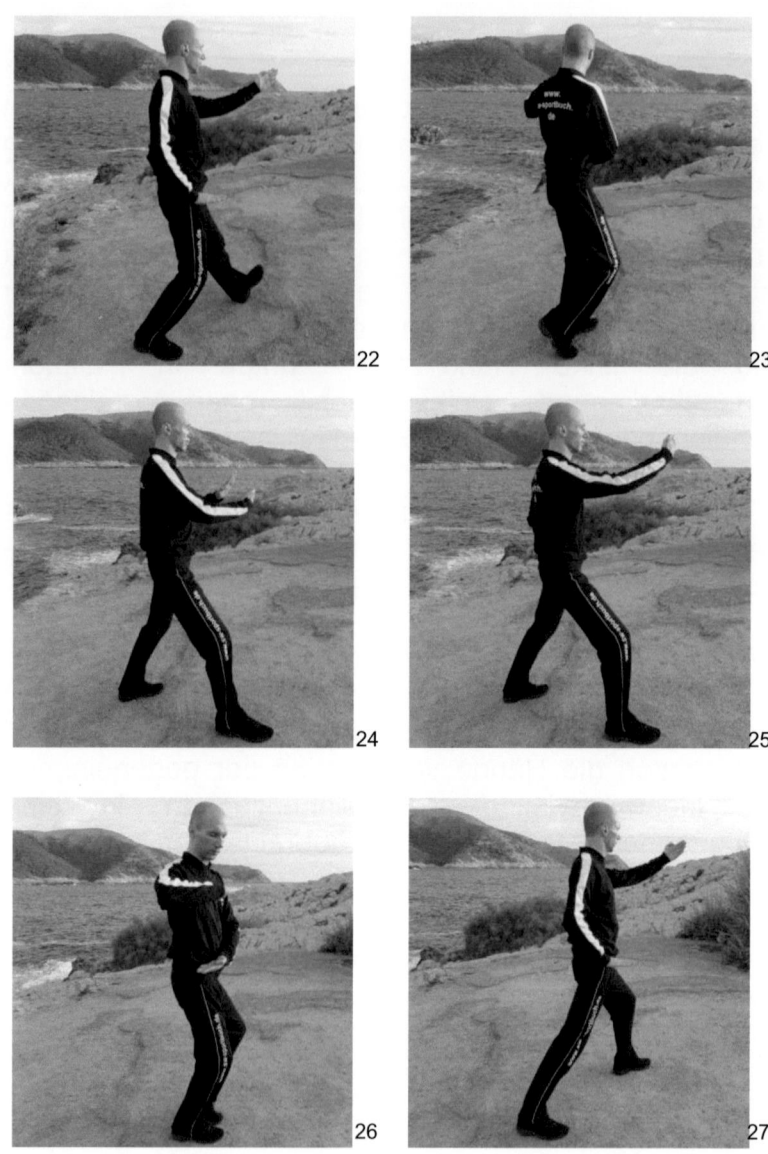

22

23

24

25

26

27

Wir verlagern das Gewicht nach hinten auf den rechten Fuß und heben die linke Fußspitze an. Die Ferse bleibt weiterhin auf dem Boden. Wir nehmen somit kurzfristig die Sieben-Sterne-Stellung gemäß Gliederungspunkt 2.2. auf Seite 11 ein. (Bild 22)

Der linke Fuß wird auf der Ferse 45° nach links-außen gedreht und abgesetzt. Der rechte Fuß steppt an den linken Fuß heran und wir gehen mit den Händen in die Ballhaltung (Baoqiu) links mit Blick auf die linke Hand. Dabei ist die linke Hand oben in Brusthöhe mit nach unten zeigender Handinnenfläche und die rechte Hand ist unten in Hüfthöhe gegenüberliegend mit nach oben zeigender Handinnenfläche. (Bild 23)

Wir gehen mit dem rechten Fuß einen Schritt nach vorne (Auslagewechsel) in die rechte Bogenstellung (erst Ferse absetzen, dann Fuß abrollen) und streifen gleichzeitig die Hände vor dem Körper gegeneinander ab, indem wir die Handinnenflächen in einer entgegengesetzten Bewegung übereinander wegziehen. (Bilder 24 bis 25) In der Endposition befindet sich die linke Hand unten links in Hüfthöhe mit der Handinnenfläche zu Boden und Fingern nach vorne zeigend. Der Ellenbogen ist leicht gebeugt. Die rechte Hand befindet sich ca. in Halshöhe und wir schauen auf die Handinnenfläche. Der Ellenbogen ist ebenfalls leicht gebeugt. (Bild 25)

Nun wird das ganze zum dritten und letzten Male nach links ausgeführt. Endposition ist die Bogenstellung links. (Bilder 26 bis 27)

4.3. Figur 03: Der weiße Kranich breitet seine Flügel aus

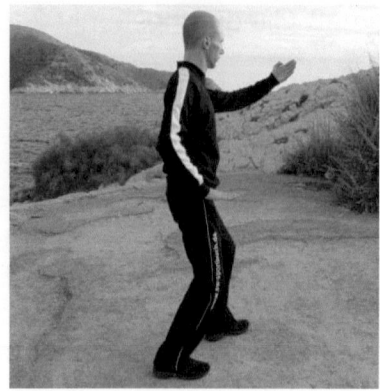 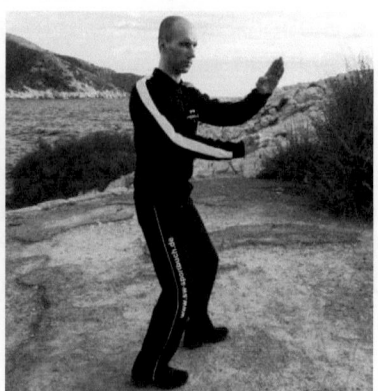

28   29

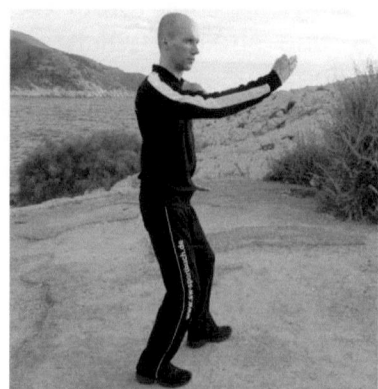 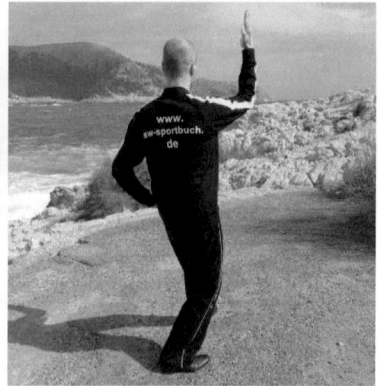

30   31

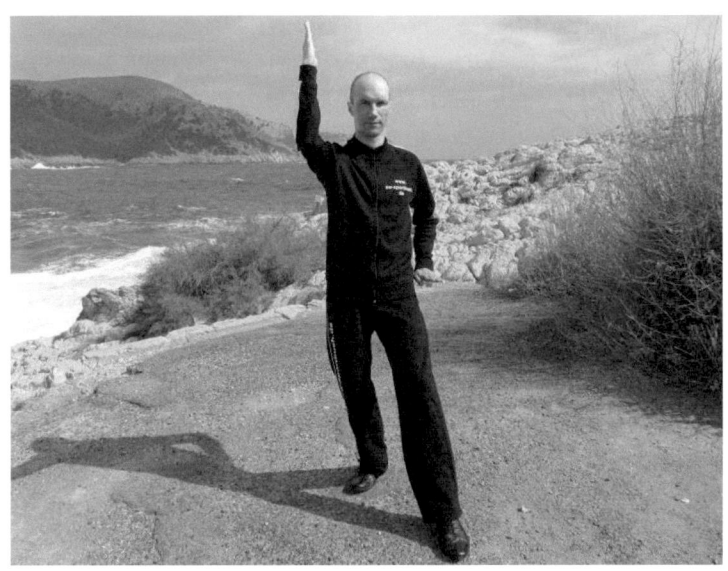

31a   frontale Ansicht von Bild 31

Wir steppen mit dem rechten Fuß einen halben Schritt vor (Bild 28), wenden den Körper mit unseren Armen nach rechts, und streifen die Hände vor dem Körper gegeneinander ab (Bild 29), indem wir die Handflächen in einer entgegengesetzten Bewegung übereinander wegziehen.

Wir ziehen die Hände weiter auseinander, die rechte Hand nach oben (Handrücken zeigt nach außen) und die linke Hand nach unten (Handinnenfläche zeigt nach unten), dabei schauen wir bei der Bewegung auf die rechte Hand. (Bild 30)

Während des „Abstreifens der Hände" wird der linke Fuß leicht angehoben und auf dem Fußballen in die Leere-

Schritt-Stellung (siehe hierzu Gliederungspunkt 2.3. auf S. 12) abgesetzt. Der Körper wird frontal nach vorne gewendet. Wir schauen nach vorne. In der Endposition befindet sich die linke Hand neben der linken Hüfte mit der Handinnenfläche zu Boden und den Fingern nach vorne zeigend. Die rechte Hand befindet sich mit angewinkeltem Ellenbogen (90°), waagerechten Oberarm, nach oben in den Himmel zeigenden Fingern und der Handinnenfläche nach links zeigend über Kopfhöhe hinaus. (Bild 31 + 31a frontale Ansicht von Bild 31)

4.4. Figur 04: Schritt vor, das Knie streifen

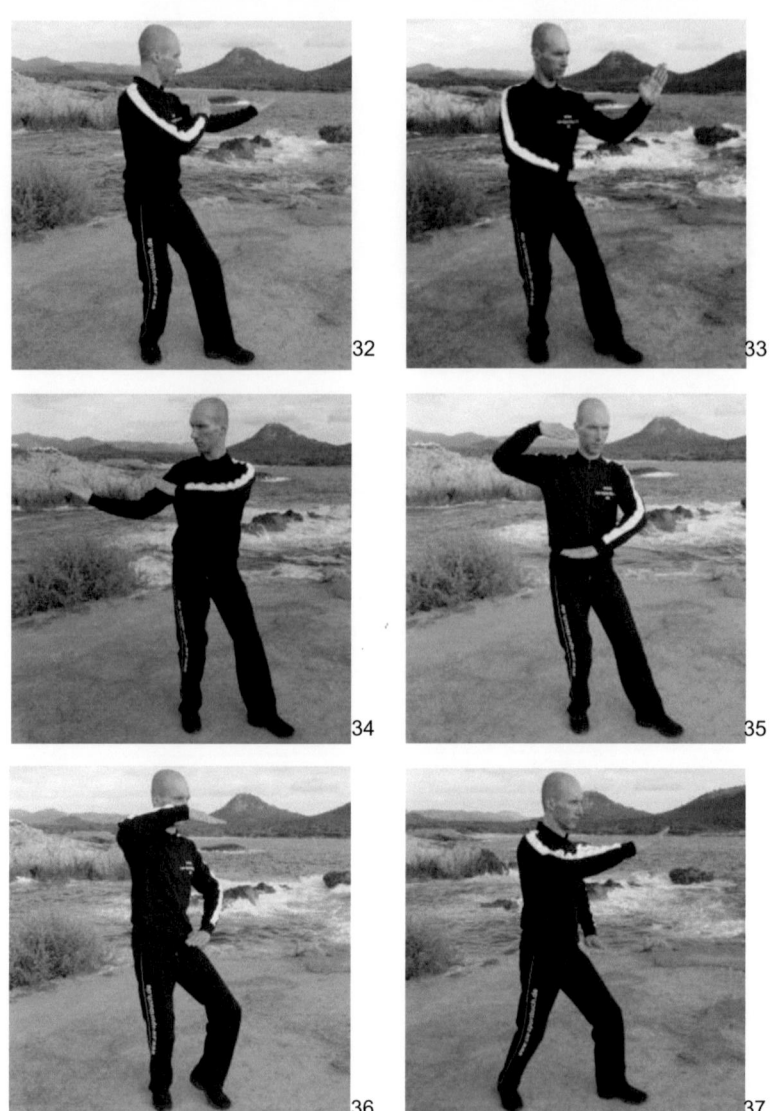

32

33

34

35

36

37

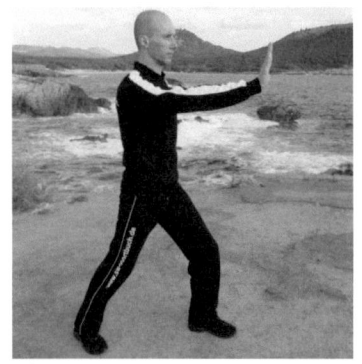 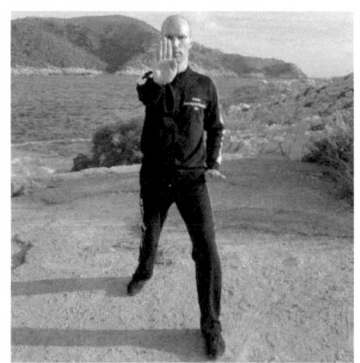

38   39 a.A.: Frontalansicht von Bild 38

Die rechte Hand fegt vor dem Gesicht nach links, geht dann an der Schulter vorbei weiter nach links-unten, unten horizontal etwas unter dem Bauchnabel nach rechts und von da aus wieder in einem weiten Bogen nach oben bis hinter das rechte Ohr, um von dort aus nach vorne in einer Wellenbewegung mit einem Handflächenstoß durchzustoßen. (Bilder 31 bis 38)

Die linke Hand dreht sich gleichzeitig mit der Handinnenfläche nach oben und der nahezu gestreckte Arm wird an der Außenseite des Körpers bis kurz unter die Schulterhöhe angehoben. Dann wird das Ellenbogengelenk angewinkelt und die Hand fegt vor dem Gesicht nach rechts, wird an der rechten Schulter vorbei wieder nach unten geführt, um in Verbindung mit der nachfolgend beschriebenen Schrittbewegung „das Knie zu streifen". In der Endposition befindet sich die linke Hand mit zum Boden gerichteter Handinnenfläche und nach vorne zeigenden Fingern in Hüfthöhe auf der linken Körperseite. (Bilder 31 bis 38)

Der linke, vordere Fuß steppt zurück, geht ein Schrittchen vor und wird über die Ferse abrollend voll belastet. (Bilder 36 bis 38 + Bild 39 andere Ansicht)

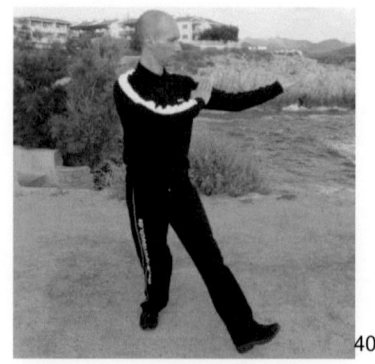 40

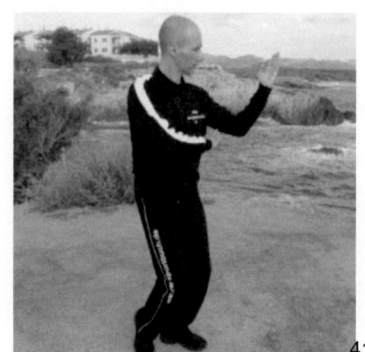 41

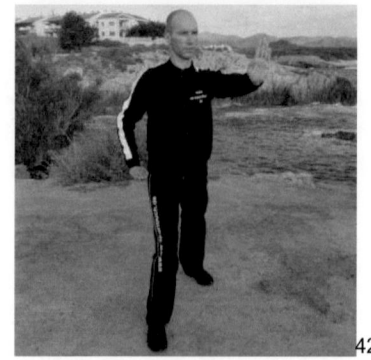 42

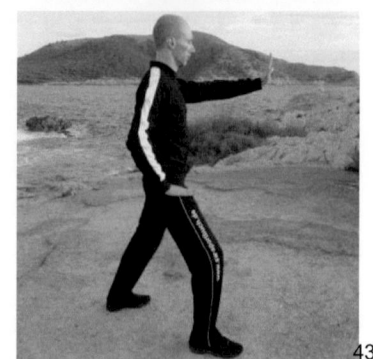 43

a.A.: Seitenansicht von Bild 42

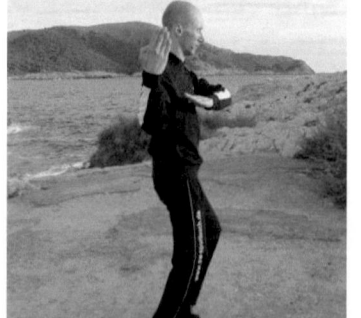 44

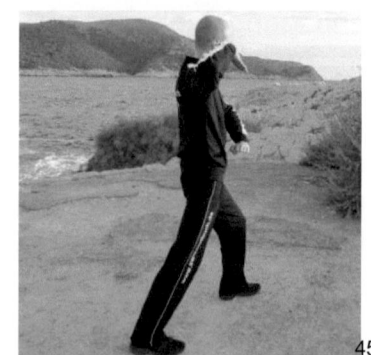 45

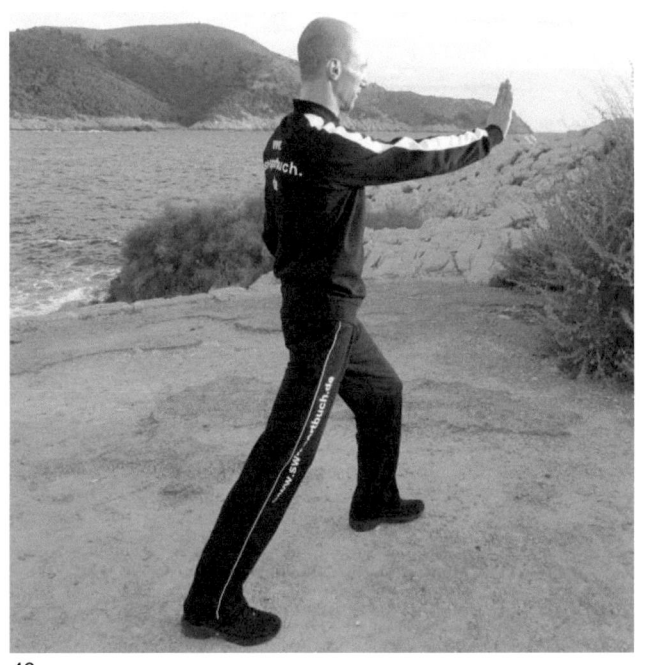

46

Wir verlagern das Gewicht auf das hintere Bein, heben die Spitze des vorderen Fußes an, drehen den Fuß auf der Ferse 45° nach außen-links und gehen mit einem Auslagewechsel einen Schritt mit dem rechten Fuß vor. Dabei fegt die rechte Hand auf Höhe des Gesichts nach links, die linke Hand kommt hoch, um mit einem Handflächenstoß vom linken Ohr aus nach vorne durchzustoßen. Die rechte Hand streift gleichzeitig „das Knie" in Höhe des Unterleibs von links nach rechts. (Bilder 40 bis 42 + Bild 43 Seitenansicht)

Dann erfolgt das Ganze nochmal mit der anderen Seite. Die Endposition ist die linke Bogenstellung. (Bilder 42 bis 46)

4.5. Figur 05: Gitarre spielen

47

48

49

50

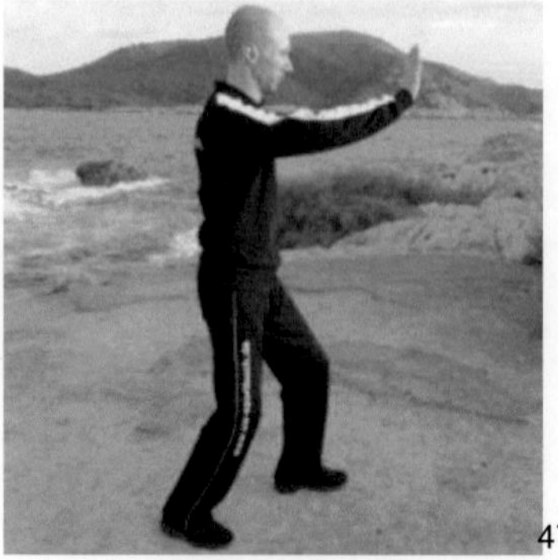

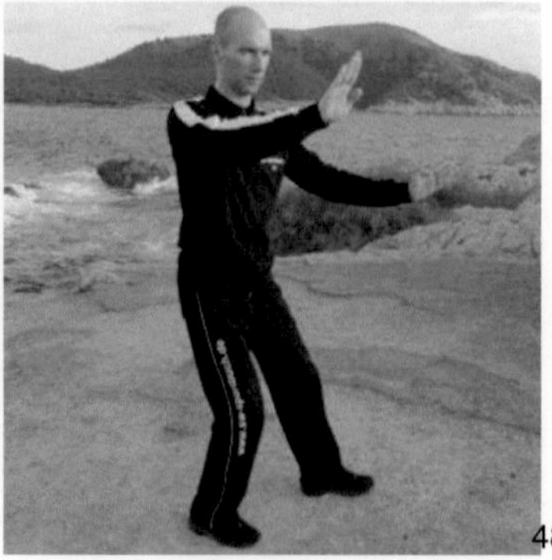

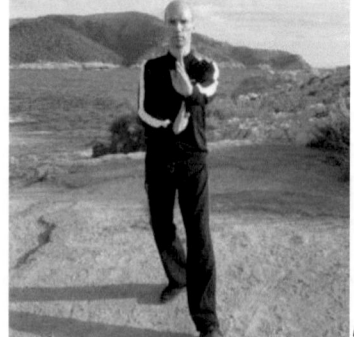

51 a.A.: Frontalansicht von Bild 50

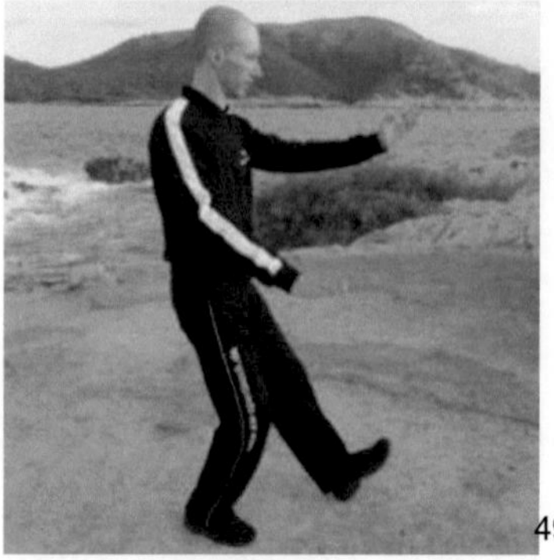

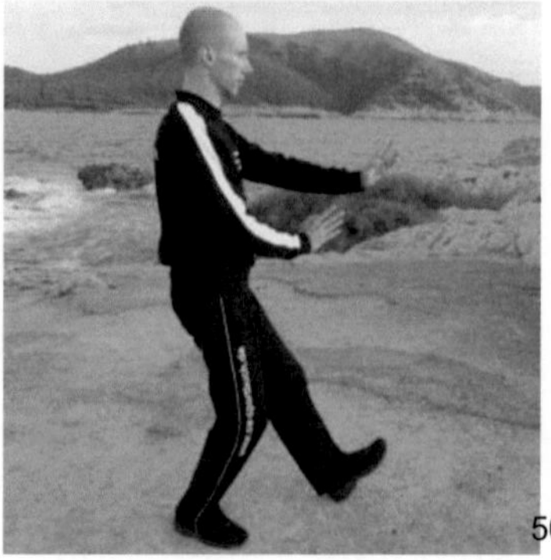

Aus der Position des Bildes Nr. 46 steppen wir mit dem rechten Fuß einen halben Schritt an den linken Fuß heran. Dabei werden beide Hände entspannt.

Die linke Hand wird vor dem Körper in einem Rechts-Aufwärts-Bogen bis auf Brusthöhe angehoben. Der Ellenbogen ist nur leicht gebeugt, die Handinnenfläche zeigt nach rechts und die Finger schräg nach vorne-oben. Die rechte Hand wird aus der Handflächenstoßposition in einem kleinen Rechts-Abwärts-Bogen nach links-abwärts unter den linken Unterarm geführt. Auch hier ist der Ellenbogen leicht gebeugt. Die rechte Handinnenfläche zeigt nach links, die Finger zeigen schräg nach vorne-oben. Die Hände decken die Zentrallinie des Körpers ab, was gut auf Bild Nr. 51 erkennbar ist. Während der gleichzeitigen Bogenbewegungen der Hände wird der Oberkörper mit nach rechts (Bild 48) und dann gleich wieder frontal (Bild 50) eingedreht.

Der linke Fuß wird koordiniert mit den Handbewegungen ein Stückchen vor auf die Ferse in die Sieben-Sterne-Stellung gesetzt. Der Blick ist über die linke Hand nach vorne gerichtet. (Bilder 47 bis 50 + Bild 51 Frontalansicht)

4.6. <u>Figur 06: Den Affen abwehren</u>

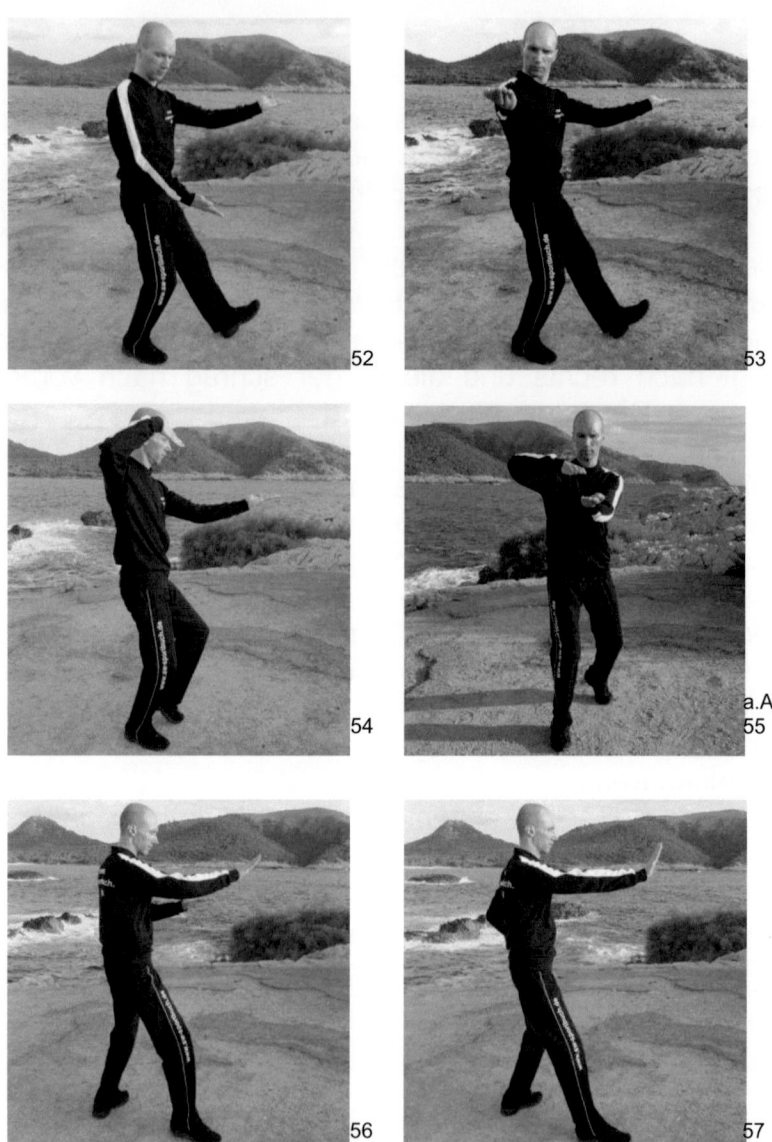

52

53

54

a.A.
55

56

57

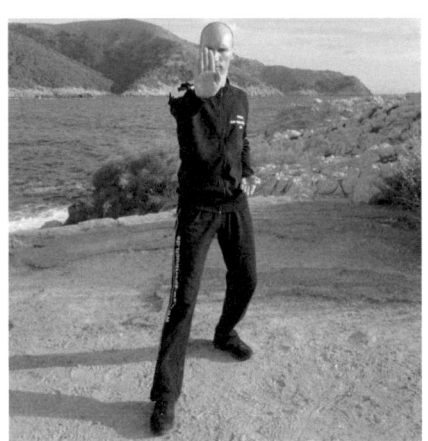

58 a.A.: Frontalansicht von Bild 57

Der rechte Arm löst sich aus der Figur 05, indem er sich in einem Bogen nach rechts-oben bis auf Schulterhöhe öffnet. Die Handlnnenfläche zeigt nach oben, die Finger zeigen nach rechts-außen. Die linke Hand wird mit nach oben zeigender Handinnenfläche nach vorne vor dem Körper bis auf Schulterhöhe angehoben. Die Arme stehen in einem 90-Grad-Winkel zueinander. Wir schauen auf die rechte Hand. (Bilder 52 bis 53)
Der linke Fuß steppt zurück an das rechte Standbein und wird dann weiter nach hinten versetzt, bis ein kompletter Auslagewechsel vollzogen wurde. Gleichzeitig stößt die rechte Hand in einer Wellenbewegung am rechten Ohr vorbei mit einem Handflächenstoß über die linke Handinnenfläche nach vorne vor. Die linke Hand wird an die linke Hüfte mit nach oben zeigender Handinnenfläche zurückgezogen. Der hintere, linke Fuß trägt nun das Körpergewicht und der vordere Fuß wird nur leicht auf dem Fußballen in der Leere-Schritt-Stellung belastet. (Bilder 54 bis 57 + Bild 58 Frontalansicht)

33

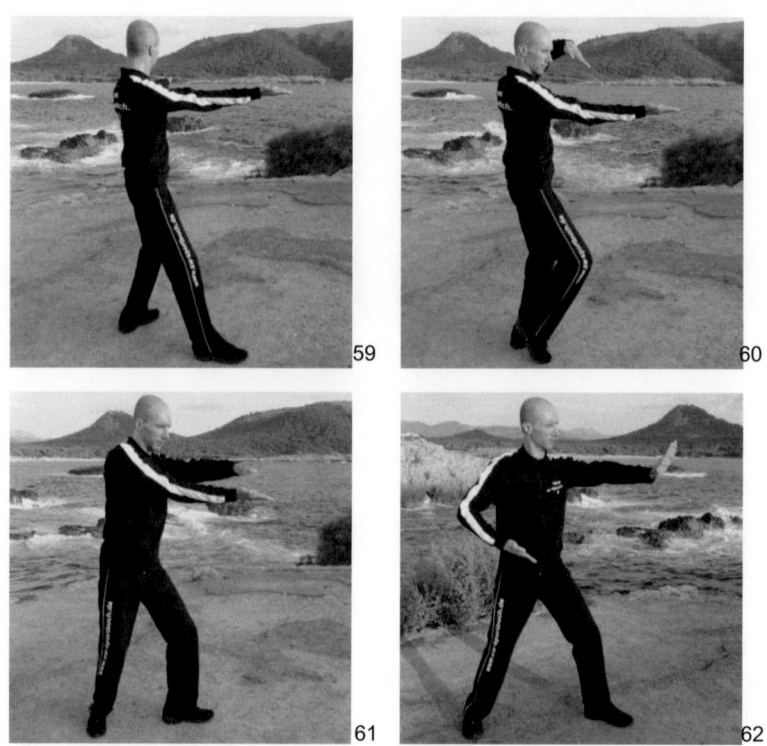

Die linke Hand wird an der linken Körperaußenseite bis auf Schulterhöhe angehoben. Die Handinnenfläche zeigt nach oben. Die rechte Handinnenfläche wird nach oben gedreht. Die Arme stehen in einem 90-Grad-Winkel zueinander. Wir schauen auf die linke Hand. (Bild 59)

Der Blick geht wieder nach vorne und die linke Hand stößt mit einem Handflächenstoß über die rechte Hand nach vorne vor. Die rechte Hand geht mit der Handinnenfläche nach oben an die rechte Hüfte. Der rechte Fuß geht nach hinten und wir stehen dann in der linken Leere-Schritt-Stellung. (Bilder 60 bis 62)

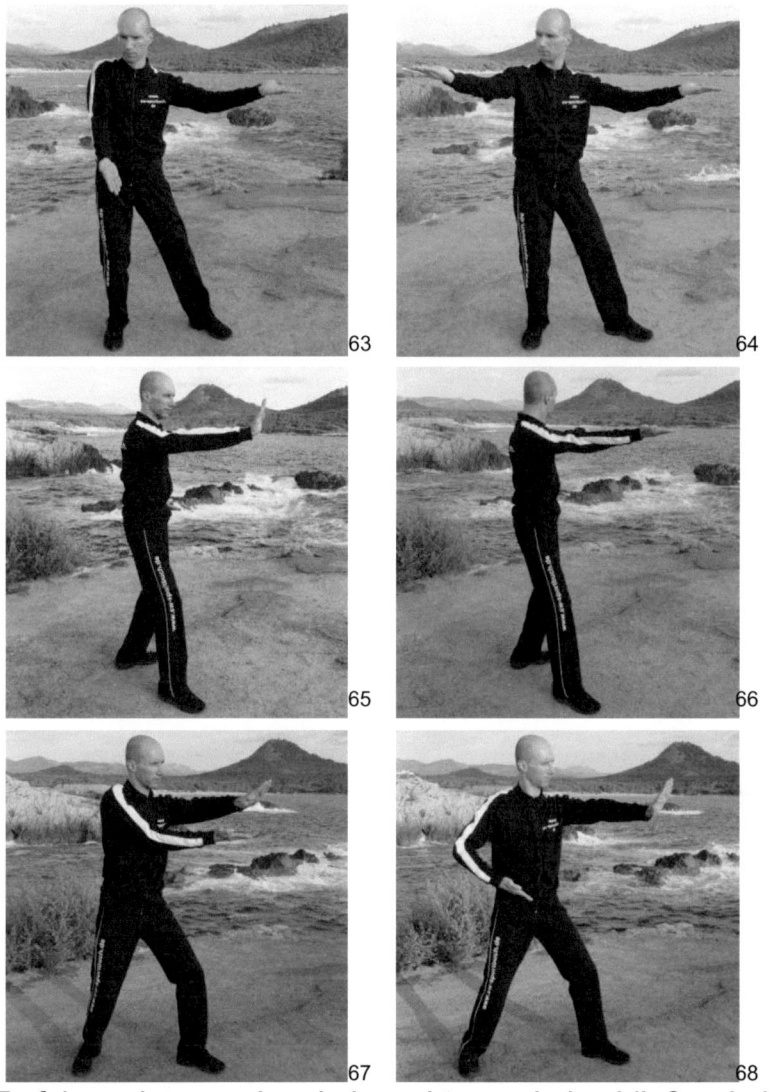

63

64

65

66

67

68

Es folgen dann nochmal ein rechter und abschließend ein linker Handflächenstoß mit jeweils rückwärtigen Auslagewechselschritt wie zuvor beschrieben. (Bilder 63 bis 68)

4.7.   <u>Figur 07: Den Sperling am Schwanz fassen links</u>

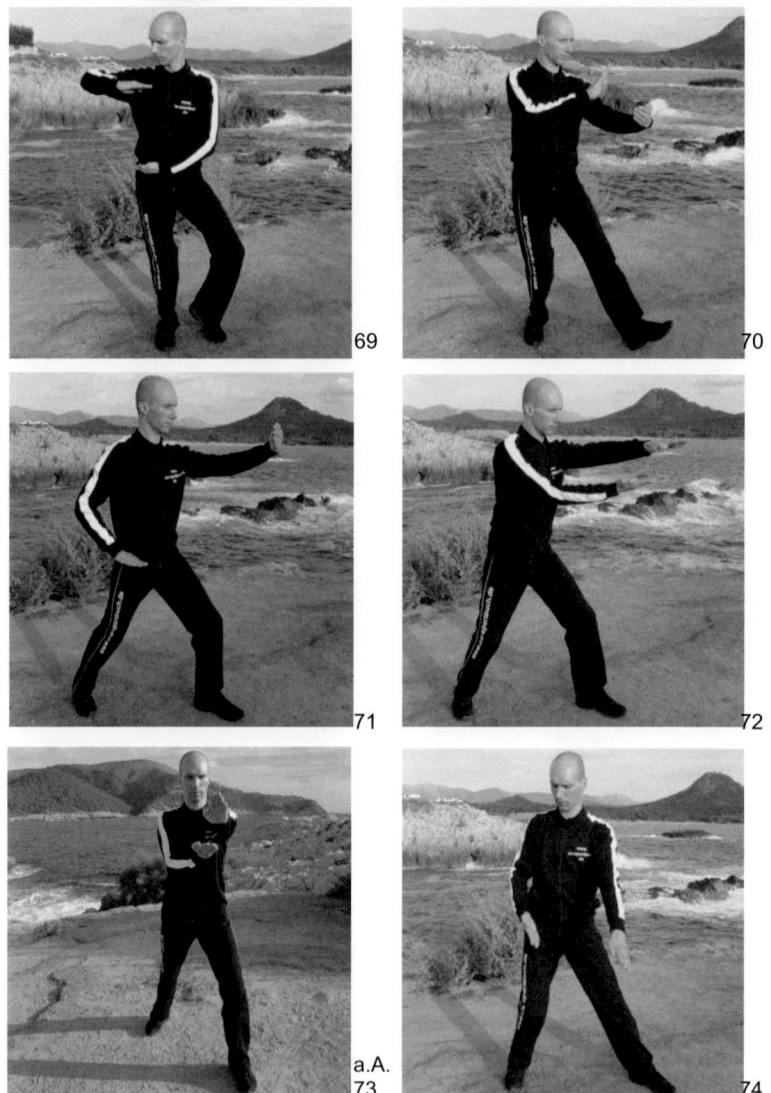

69

70

71

72

a.A.
73

74

Der linke Fuß steppt zurück an den rechten Fuß, wird auf dem Fußballen abgestellt und die Hände gehen in die Ballhaltung rechts. Die rechte Hand ist dabei in Brusthöhe mit nach unten gerichteter Handinnenfläche. Die linke Hand befindet sich gegenüberliegend in Hüfthöhe mit nach oben zeigender Handinnenfläche. Der Oberkörper ist nach rechts eingedreht und wir schauen auf die rechte Hand. (Bild 69)

Wir drehen den Oberkörper nach vorne und gehen mit dem linken Fuß einen Schritt vor in die linke Bogenstellung (erst Ferse absetzen, dann Fuß abrollen). Die Hände werden dabei vor dem Körper abgestriffen und bewegen sich auseinander ähnlich wie bei der Figur Nr. 02 „Die Mähne des Wildpferdes teilen". (Bilder 70 bis 71)

Der linke Arm wird weiter nach vorne gestreckt. Die linke Hand wird so gedreht, dass die Handinnenfläche nach unten und die Finger nach vorne zeigen. Der rechte Arm wird nun auch nach vorne gestreckt bis sich die nach oben zeigende Handinnenfläche unterhalb des linken Unterarmes befindet.
(Bild 72 + Bild 73 a.A.: Frontalansicht)

Dann führen die Hände eine nach unten-rechts gerichtete, bogenförmige Zugbewegung mit Körperdrehung nach rechts und Gewichtsverlagerung auf das hintere Bein aus. (Bild 74)

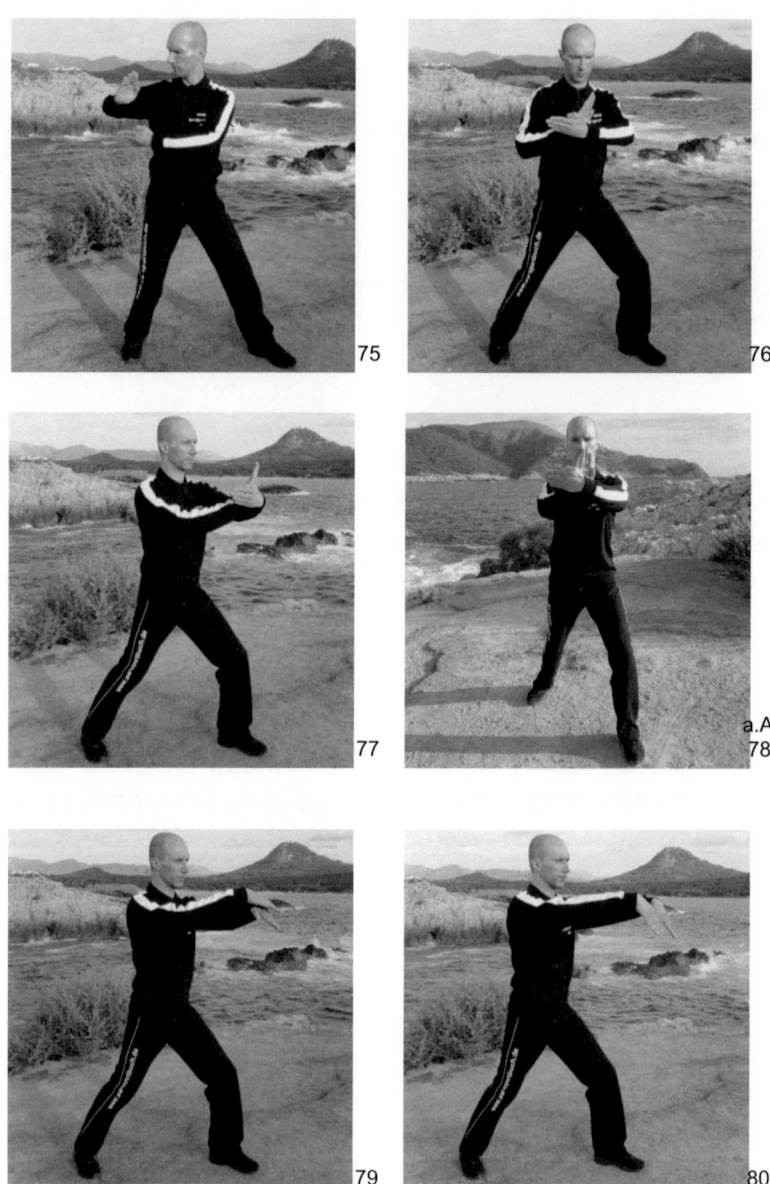

75

76

77

a.A.
78

79

80

Der linke Arm wird angewinkelt und bis vor die Brust geführt. Die linke Handinnenfläche zeigt zum Körper. Der rechte Arm wird auch angewinkelt und führt eine Ausholbewegung nach hinten-oben durch, um dann das linke Handgelenk mit nach vorne gerichtetem Handrücken nach vorne zu schieben. Dabei dreht sich der Oberkörper nach vorne und das vordere Bein wird wieder belastet, indem wir uns in die linke Bogenstellung begeben. Die Finger der linken Hand zeigen nach rechts-außen. Die Finger der rechten Hand zeigen nach oben zum Himmel. (Bilder 75 bis 77 + Bild 78 Frontalansicht von Bild 77)

Die rechte rollt über linke Hand und die Hände werden auseinander gezogen, bis beide Hände schulterbreit mit nach unten gerichteten Handinnenflächen nebeneinander liegen. Die Finger zeigen dabei schräg nach vorne-unten, als wenn wir die Hände über einen Ball legen würden. Die Arme sind in Schulterhöhe nahezu gestreckt. (Bilder 79 bis 80)

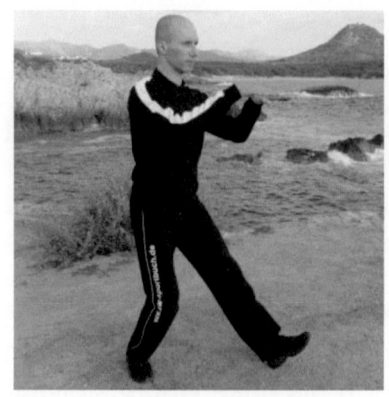

81

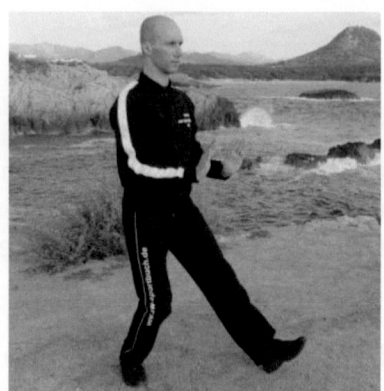

82

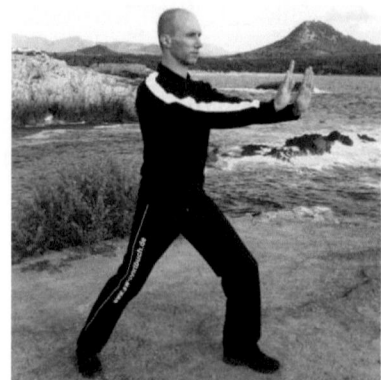

83

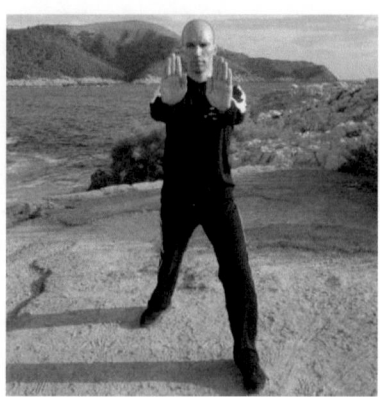

84 a.A.: Frontalansicht von Bild 83

40

Wir verlagern das Gewicht auf das hintere, rechte Bein und heben die linke Fußspitze an (Sieben-Sterne-Stellung). Gleichzeitig „rollen wir den Ball zurück", indem wir die Ellenbogen anwinkeln und die Hände in einer bogenförmigen Bewegung nach unten zum Körper vor den Bauchnabel bringen. Die Handinnenflächen zeigen nun nach vorne. (Bilder 81 bis 82)

Wir schieben das Körpergewicht wieder auf das vordere Bein in die linke Bogenstellung und stoßen in einer bogenförmigen Bewegung mit einem doppelten Handflächenstoß von unten nach vorne-oben bis auf Schulterhöhe vor. Wir „rollen den Ball wieder vor". (Bild 83 + Bild 84 andere Ansicht)

4.8. <u>Figur 08: Den Sperling am Schwanz fassen rechts</u>

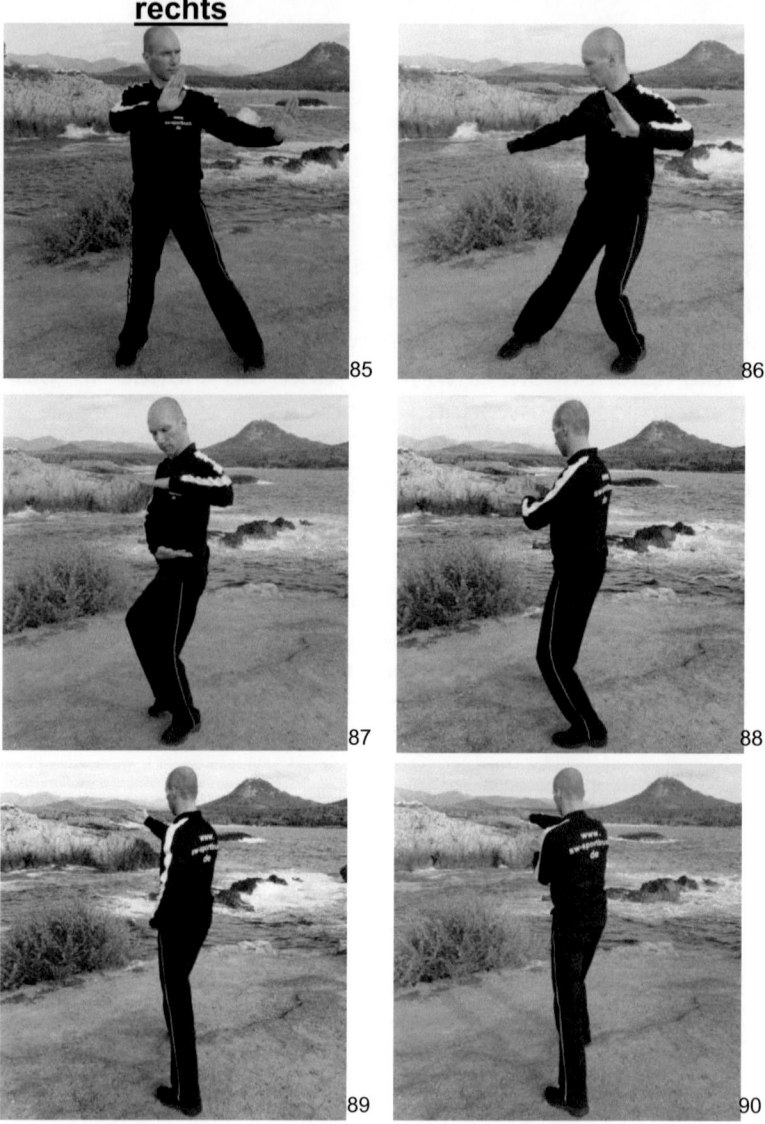

Wir ziehen die Hände auseinander und vollführen eine Wendung um 180 Grad, indem wir zunächst den linken Fuß auf der Ferse als Drehpunkt maximal eindrehen und dann mit dem rechten Fuß zurück an den linken Fuß heran steppen und auf dem Fußballen abstellen. Gleichzeitig nehmen die Hände die Ballhaltung links ein. Die linke Hand ist dabei in Brusthöhe mit nach unten gerichteter Handinnenfläche. Die rechte Hand befindet sich gegenüberliegend in Hüfthöhe mit nach oben zeigender Handinnenfläche. Der Oberkörper ist nach links eingedreht und wir schauen auf die linke Hand. (Bilder 85 bis 87)

Wir drehen den Oberkörper nach vorne und gehen mit dem rechten Fuß einen Schritt vor in die rechte Bogenstellung (erst Ferse aufsetzen, dann Fuß abrollen). Die Hände werden dabei vor dem Körper abgestriffen und bewegen sich auseinander ähnlich wie bei der Figur Nr. 02 „Die Mähne des Wildpferdes teilen". (Bilder 88 bis 89)

Der rechte Arm wird weiter nach vorne gestreckt. Die rechte Hand wird so gedreht, dass die Handinnenfläche nach unten und die Finger nach vorne zeigen. Der linke Arm wird nun auch nach vorne gestreckt, bis sich die nach oben zeigende Handinnenfläche unterhalb des rechten Unterarmes befindet. (Bild 90)

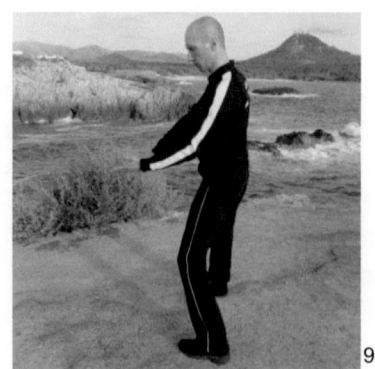 91

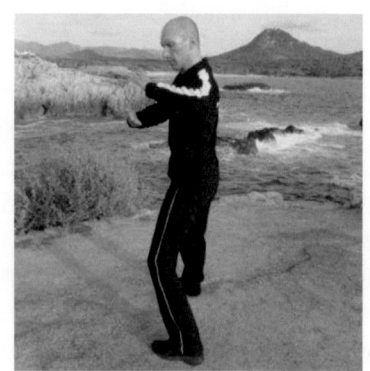 92

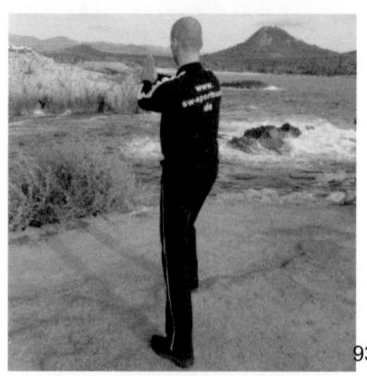 93

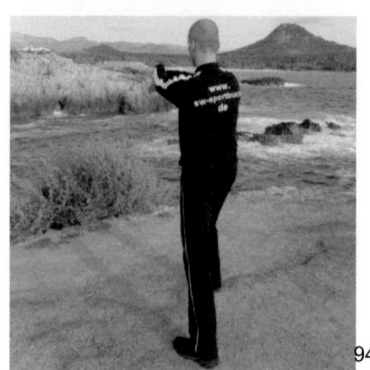 94

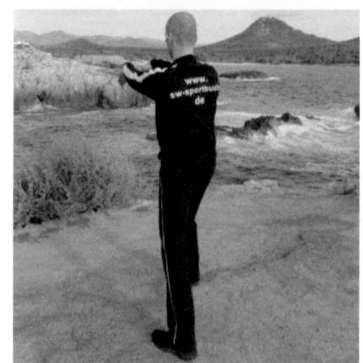 95

Dann führen die Hände eine nach unten-links gerichtete, bogenförmige Zugbewegung mit Körperdrehung nach links und Gewichtsverlagerung auf das hintere Bein aus. (Bild 91)

Der rechte Arm wird angewinkelt und bis vor die Brust geführt. Die rechte Handinnenfläche zeigt zum Körper. Der linke Arm wird auch angewinkelt und führt eine Ausholbewegung nach hinten-oben durch, um dann das rechte Handgelenk mit nach vorne gerichtetem Handrücken nach vorne zu schieben. Dabei dreht sich der Oberkörper nach vorne und das vordere Bein wird wieder belastet, indem wir uns in die rechte Bogenstellung begeben. Die Finger der rechten Hand zeigen nach links-außen. Die Finger der linken Hand zeigen nach oben zum Himmel. (Bilder 92 bis 93)

Die linke rollt über rechte Hand und die Hände werden auseinander gezogen, bis beide Hände schulterbreit mit nach unten gerichteten Handinnenflächen nebeneinander liegen. Die Finger zeigen dabei schräg nach vorne-unten, als wenn wir die Hände über einen Ball legen würden. Die Arme sind in Schulterhöhe nahezu gestreckt. (Bilder 94 bis 95)

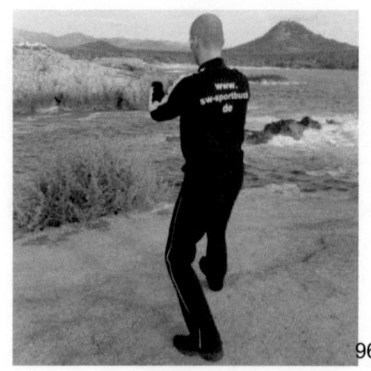 96

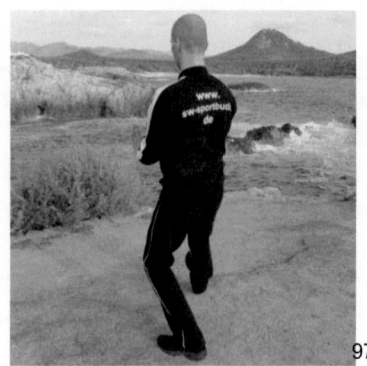 97

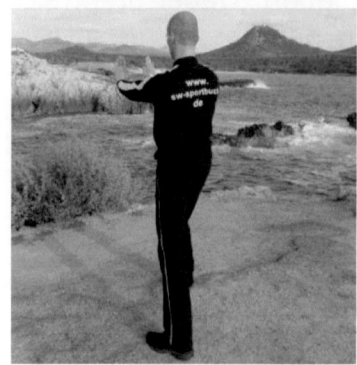 98

46

Wir verlagern das Gewicht auf das hintere, linke Bein und heben die rechte Fußspitze an (Sieben-Sterne-Stellung). Gleichzeitig „rollen wir den Ball zurück", indem wir die Ellenbogen anwinkeln und die Hände in einer bogenförmigen Bewegung nach unten zum Körper vor den Bauchnabel bringen. Die Handinnenflächen zeigen nun nach vorne. (Bilder 96 bis 97)

Wir schieben das Körpergewicht wieder auf das vordere Bein in die rechte Bogenstellung und stoßen in einer bogenförmigen Bewegung mit einem doppelten Handflächenstoß von unten nach vorne-oben bis auf Schulterhöhe vor. Wir „rollen den Ball wieder vor". (Bild 98)

4.9.   <u>Figur 09: Einfache Peitsche</u>

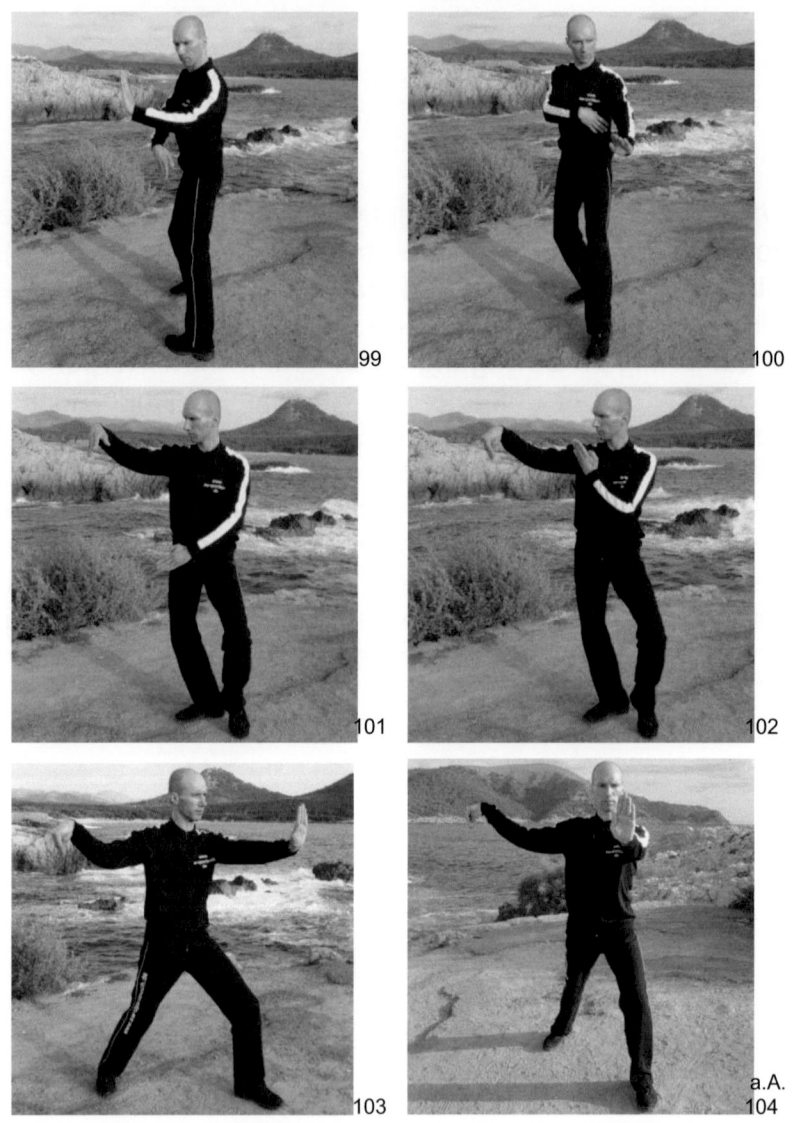

99

100

101

102

103

a.A.
104

Wir wenden uns nach links und leiten eine Drehung um 180 Grad ein, indem wir das Körpergewicht auf das hintere, linke Bein verlagern und den rechten Fuß mit der Ferse als Drehpunkt maximal nach links eindrehen. Dann belasten wir den rechten Fuß mit unserem Gewicht. Der linke Fuß steppt zurück heran an den rechten Fuß und wird auf dem Fußballen aufgestellt. Die rechte Hand wird in einem Bogen im Uhrzeigersinn erst nach unten und dann nach oben-rechts bis in Schulterhöhe in die Peitschenhaltung mit Hakenhand gedreht. Der Blick ist auf die Hakenhand gerichtet. Die linke Hand dreht gleichzeitig in einer bogenförmigen Bewegung entgegen dem Uhrzeigersinn nach links-unten und dann nach rechts-oben vor die rechte Schulter. Der Oberkörper ist leicht nach rechts gewendet. (Bilder 99 bis 102)

Wir wenden den Körper wieder nach links-vorne und gehen mit dem linken Fuß einen Schritt in die linke Bogenstellung vor (erst Ferse absetzen, dann Fuß abrollen). Gleichzeitig drehen wir die linke Hand und stoßen mit einem Handflächenstoß auf Schulterhöhe nach vorne. Der Blick ist nach vorne gerichtet. Die Arme befinden sich in einem 90-Grad-Winkel zueinander (Bild 103 + Bild 104 Frontalansicht von Bild 103)

4.10.   Figur 10: Wolkenhände (Yunshou)

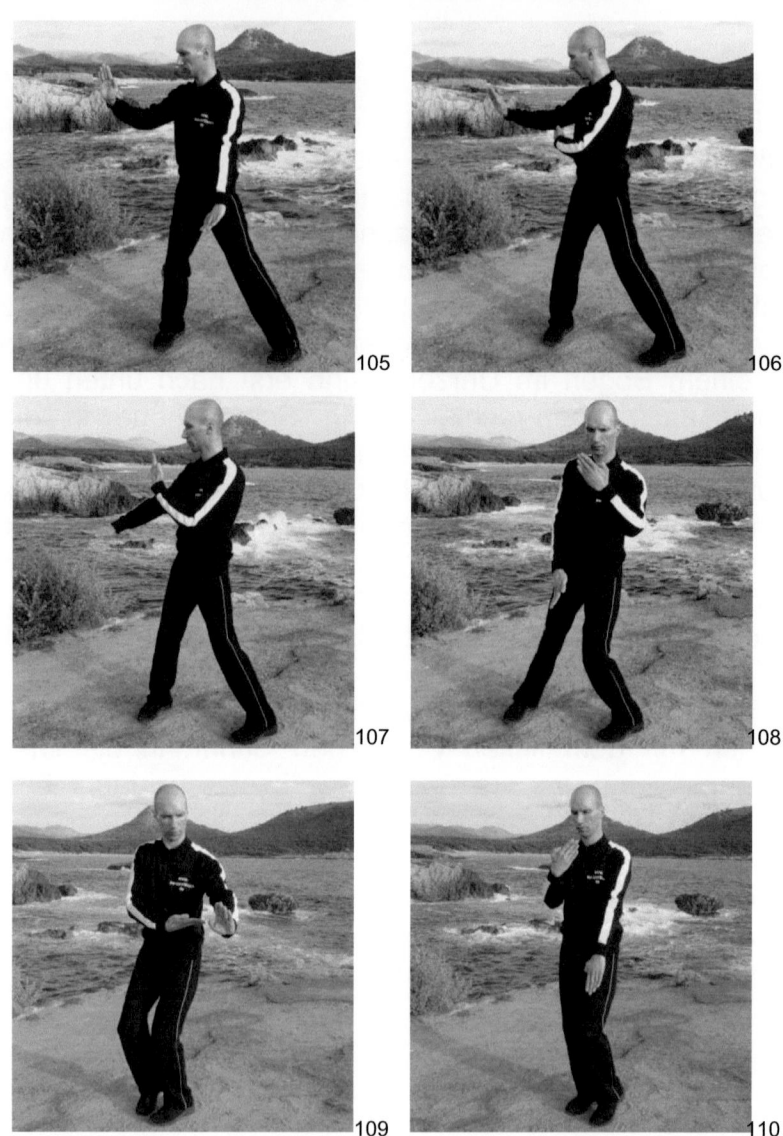

105

106

107

108

109

110

Beginnend in der Position des Bildes Nr. 103 (Einfache Peitsche) verlagern wir das Gewicht auf das hintere, rechte Bein und drehen den linken, entlasteten Fuß auf der Ferse als Drehpunkt nach rechts um 90° ein. Der Oberkörper wendet sich ebenfalls nach rechts. Die linke Hand sinkt nach unten und wird vor dem Unterleib nach rechts geführt, um dort wieder aufzusteigen. Die Handinnenfläche zeigt dabei zum Körper des Ausführenden. Die rechte Hakenhand hat sich geöffnet und wird abgesenkt. (Bilder 105 bis 107)

Die linke, rechts aufgestiegene Hand wird vor dem Körper unterhalb der Augen nach links herüber gezogen. Dabei zeigt die Handinnenfläche auf den Körper. Die abgesenkte, rechte Hand wird vor dem Unterleib von rechts nach links bewegt. Das linke Bein wird belastet und dabei leicht gebeugt. Das rechte, entlastete Bein streckt sich. Die Augen folgen immer der oberen Wolkenhand. (Bild 108)

Der rechte Fuß steppt an den linken Fuß heran. Die linke Hand dreht sich und wird mit nach unten zeigender Handinnenfläche an der linken Körperseite abgesenkt. Die rechte Hand steigt auf der linken Seite auf. (Bilder 109 bis 110)

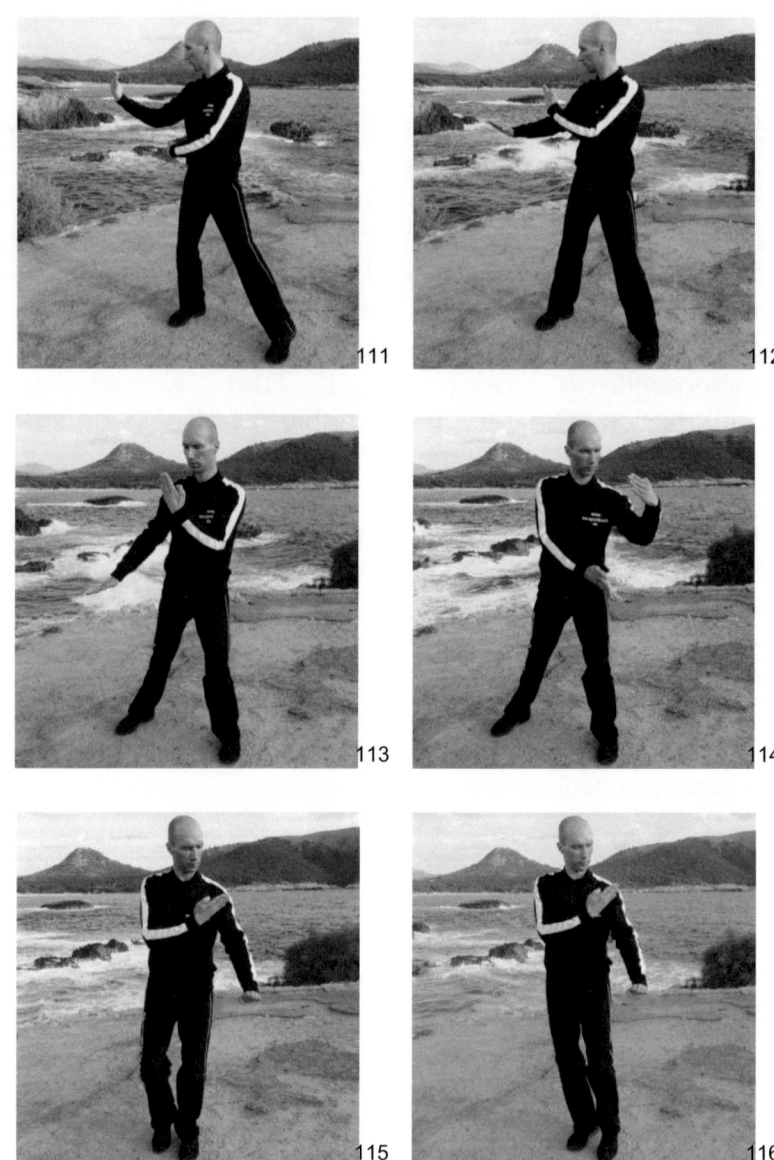

111

112

113

114

115

116

Die rechte, aufgestiegene Hand wird unterhalb der Augen mit auf den Körper gerichteter Handinnenfläche von links nach rechts gezogen. Die linke, abgesenkte Hand wird mit auf den Körper zeigender Handinnenfläche vor dem Unterleib von links nach rechts bewegt. Gleichzeitig wird das rechte Bein mit dem Körpergewicht belastet und der linke Fuß wird einen Schritt seitwärts nach links mit gestrecktem Knie abgesetzt. (Bild 111)

Nun werden beide Beine gleichmäßig belastet. Die linke Hand steigt auf und die rechte Hand wird abgesenkt. (Bild 112)

Die Wolkenhände bewegen sich nach links und das Körpergewicht wird auf das linke Bein verlagert. (Bilder 113 bis 114)

Die Hände wechseln wie bereits zuvor beschrieben auf der linken Seite ihre Position und der rechte Fuß steppt an den linken Fuß heran. Dann wird das Körpergewicht auf das rechte Bein verlagert. (Bilder 115 bis 116)

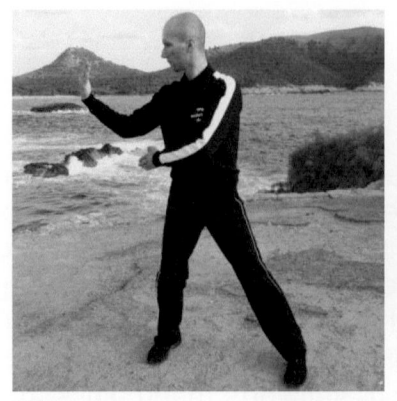

117

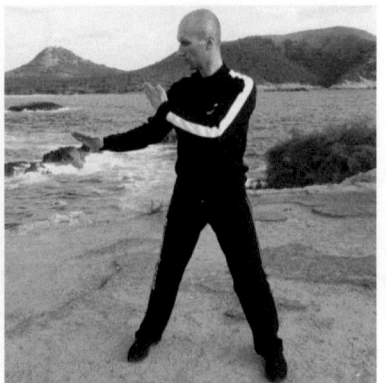

118

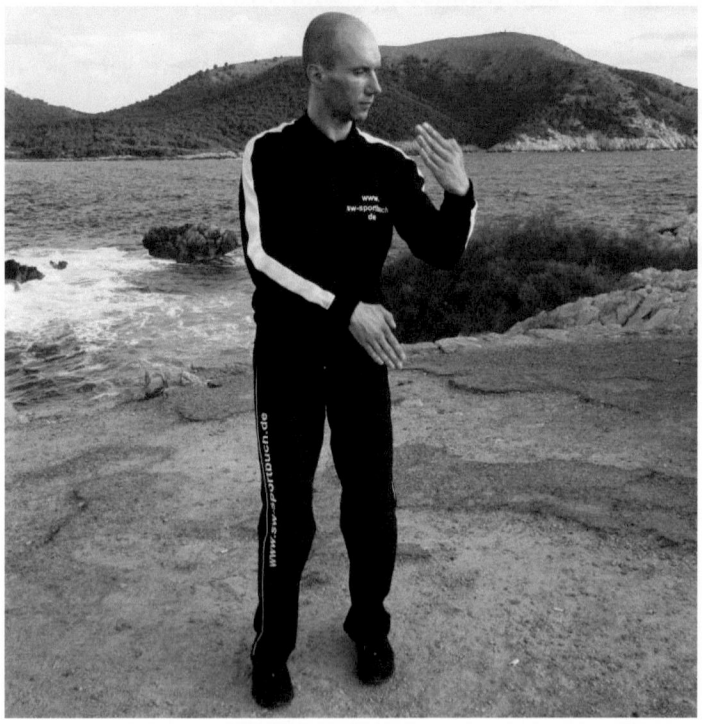

119

Der linke, entlastete Fuß macht einen Schritt seitwärts nach links. Das Körpergewicht wird auf beide Beine gleichmäßig verlagert. Die nach rechts geführten Wolkenhände wechseln ihre Position, um das letzte Mal von rechts nach links gezogen zu werden. Die Augen folgen der oberen, linken Wolkenhand. (Bilder 117 bis 118)

Das linke Bein wird mit dem Körpergewicht belastet und der rechte Fuß steppt mit einer Körperdrehung nach links verbunden schräg vor den linken Fuß heran, um so den Übergang zur nächsten Figur Nr. 11 "Einfache Peitsche" einzuleiten. Während der Wolkenhände macht der rechte Fuß insgesamt drei Schritte seitwärts. (Bild 119)

4.11.   Figur 11: Einfache Peitsche (Danbian)

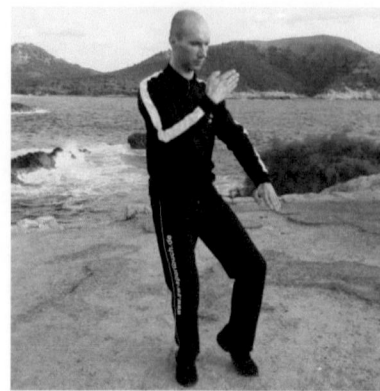 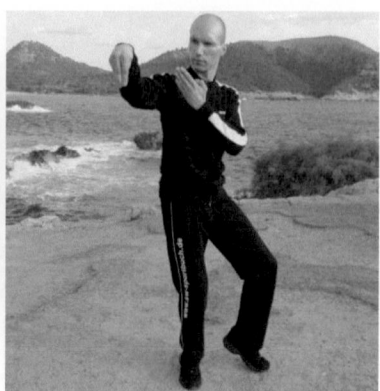

120   121

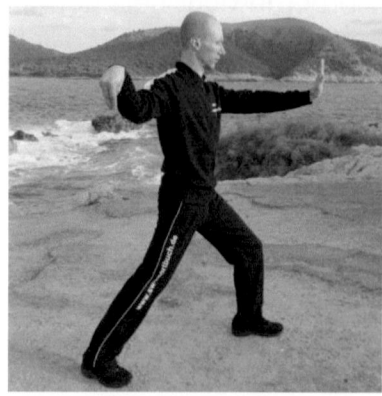 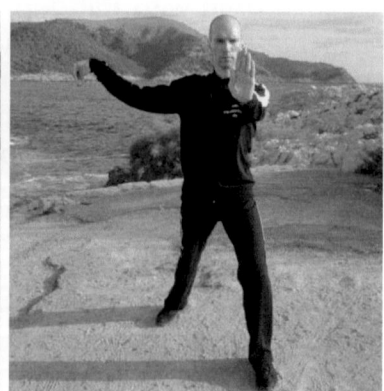

122   123 a.A.: Frontalansicht

Die linke Hand wird an der linken Körperseite abgesenkt. Die rechte Hand steigt an der linken Körperseite auf und wird unterhalb der Augen nach rechts geführt. Das Gewicht wird auf das rechte Bein verlagert, der linke Fuß steppt zurück an das Standbein heran und wird auf dem Fußballen abgesetzt. (Bild 120)

Auf der rechten Körperseite angekommen, dreht sich die rechte Hand auf Schulterhöhe in die Hakenhandhaltung. Die linke Hand wurde vor dem Unterleib von links nach rechts gezogen und steigt an der rechten Körperseite bis vor die Schulter auf. Der Blick ist auf die Hakenhand gerichtet. (Bild 121)

Der linke Fuß macht einen Schritt in die linke Bogenstellung vor (erst Ferse absetzen, dann Fuß abrollen). Der Körper wird dabei etwas nach links gedreht. Gleichzeitig stößt die linke Hand mit einem Handflächenstoß in Schulterhöhe nach vorne. Die Arme befinden sich in der Endposition „Einfache Peitsche" in einem 90-Grad-Winkel zueinander. (Bild 122 + Bild 123 Frontalansicht)

4.12. Figur 12: Den Rücken des Wildpferdes streicheln

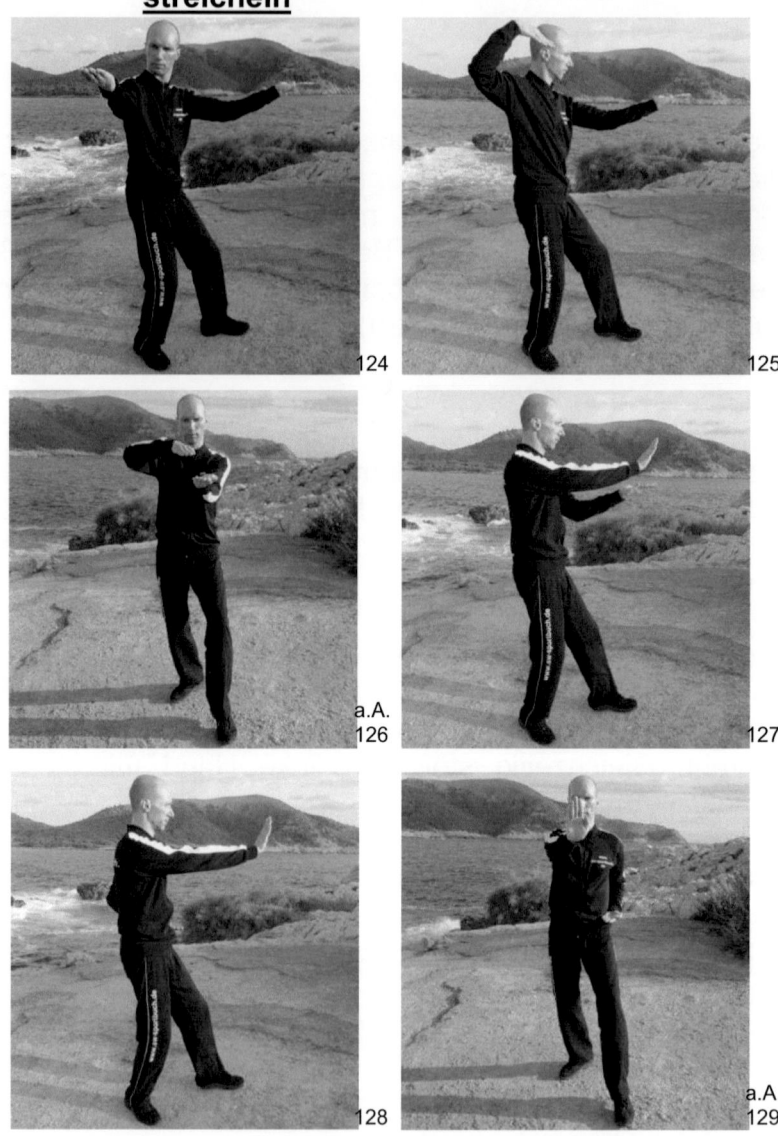

124

125

a.A.
126

127

128

a.A.
129

Der rechte Fuß steppt einen halben Schritt vor. Die rechte Hakenhand öffnet sich und wird mit der Handinnenfläche nach oben gedreht. Die linke Hand wird aus der Handflächenstoßposition nach unten gekippt und bildet in einer Linie die Verlängerung des Armes. Dann wird die linke Hand ebenfalls mit der Handinnenfläche nach oben gedreht. Der Blick wird auf die rechte Hand gerichtet. (Bild 124)

Der rechte Ellenbogen wird angewinkelt und die Hand geht in einer Ausholbewegung nach oben hinter das rechte Ohr, um von dort in einer Wellenbewegung mit einem Handflächenstoß nach vorne über die linke Hand vorzustoßen. Der Blick wird wieder nach vorne gerichtet. Während die rechte Hand vorstößt, wird die linke Hand an die linke Hüfte zurück nach unten gezogen. Die linke Handinnenfläche zeigt weiterhin nach oben. Gleichzeitig mit den Handbewegungen wird der linke Fuß leicht angehoben und in die Leere-Schritt-Stellung mit dem Fußballen aufgesetzt. Der Körper „sitzt" mit seinem Gewicht auf dem hinteren, rechten Bein. (Bilder 125 bis 128)

Bild Nr. 129 zeigt aus der Frontalsicht die Endposition der Figur Nr. 12 von Bild 128.

4.13.   Figur 13: Fersenstoß rechts (Dengjiao)

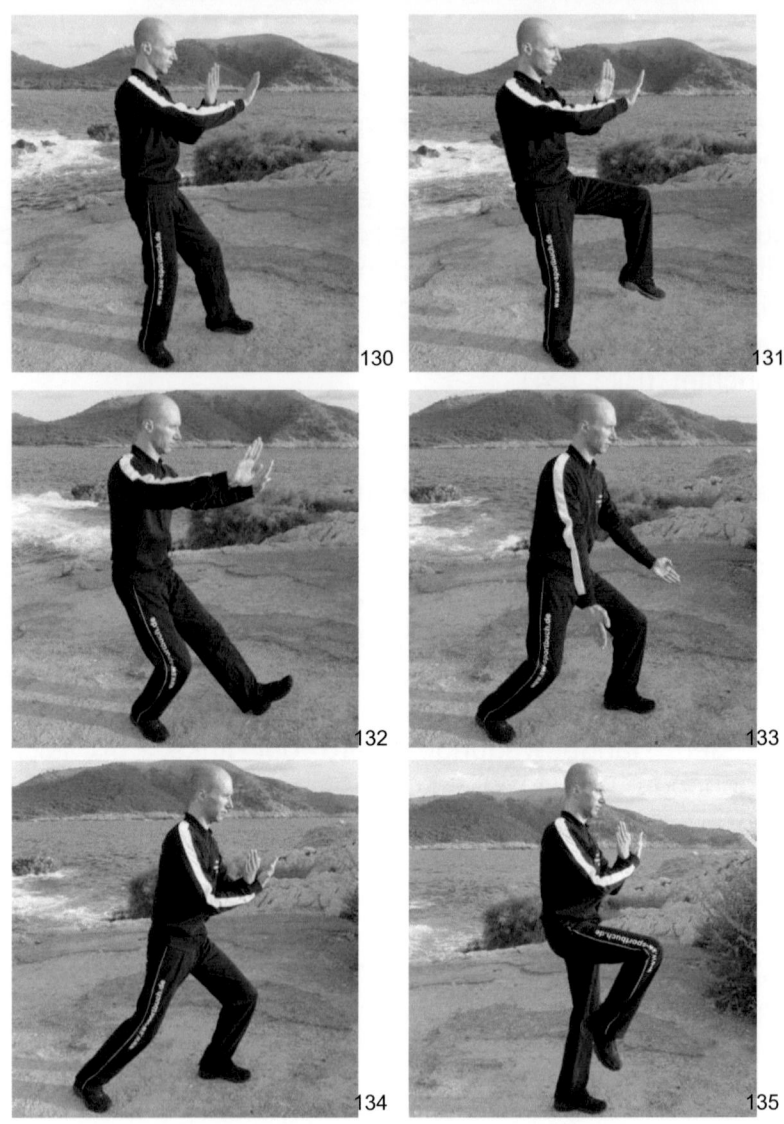

Die rechte Hand wird leicht zurückgezogen und die linke Hand stößt von der Hüfte nach oben in Richtung des rechten Unterarmes und kreuzt diesen vor der Brust. Dann dreht sich die linke Hand mit der Handinnenfläche nach außen. Das linke Bein wird angehoben. Die Fußspitze zeigt dabei schräg nach vorne-unten. (Bilder 130 bis 131)

Das angehobene Bein wird nach vorne mit der Ferse aufgesetzt und anschließend belastet. Das Knie wird mit einem Winkel von 135° gebeugt. Die Hände werden auseinander gezogen und in einem Bogen nach außen und dann nach unten bewegt. (Bilder 132 bis 133)

Das vordere, linke Bein wird weiter belastet, damit das rechte Bein angehoben werden kann. Beim Anheben des rechten Beines streckt sich das linke Standbein. Die Hände kreuzen sich vor dem Unterleib und werden nach oben vor die Brust gebracht. Dabei liegt die rechte Hand außen. Beide Handinnenflächen zeigen zum Körper. Der Blick ist nach vorne gerichtet. (Bilder 134 bis 135)

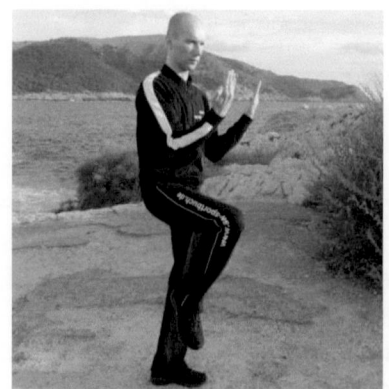

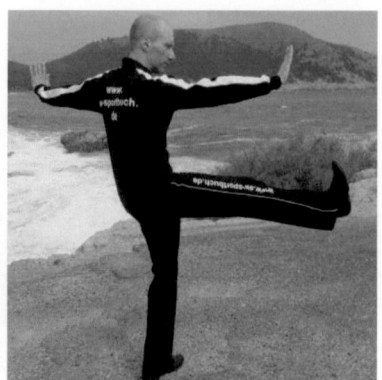

136   137

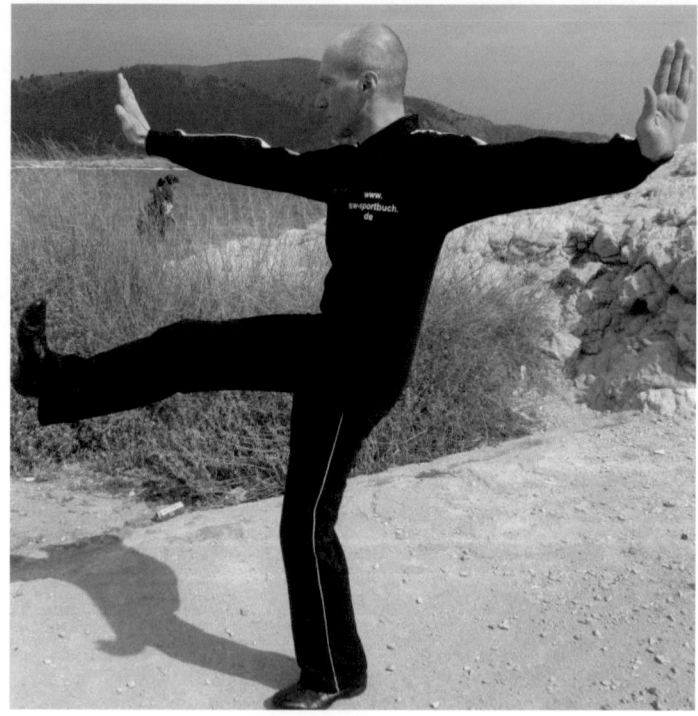

138   andere Ansicht von Position auf Bild Nr. 137

62

Der Oberkörper wird leicht nach rechts gedreht, das angehobene Bein wird in der Hüfte nach rechts geöffnet und die gekreuzten Hände werden auseinander gezogen und in eine parallele Haltung gebracht. Die Finger beider Hände zeigen senkrecht zum Himmel. (Bild 136)

Das rechte Bein wird nach vorne rechts gestreckt und vollführt so einen Fersenstoß mit zum Schienbein angezogenen Zehen. Die Höhe ist dabei nicht entscheidend. Sie können gegen das Knie, in den Unterleib oder gegen den Oberkörper eines imaginären Gegners treten. Die Hände werden gedreht und vollführen jeweils einen Handflächenstoß. Die rechte Hand positioniert sich dabei über dem rechten, tretenden Bein und die linke Hand nach links, wobei sich beide Arme in einem 90-Grad-Winkel zueinander befinden. Die Handinnenflächen zeigen in der Endposition jeweils nach außen. Der Blick ist auf die rechte Hand gerichtet. (Bild 137)

Das Bild Nr. 138 zeigt die Endposition des rechten Fersenstoßes aus einer anderen Perspektive.

Die Handflächenstöße und der Fersenstoß erfolgen zeitgleich!

4.14.　　Figur 14: Doppelschwinger zu den Ohren

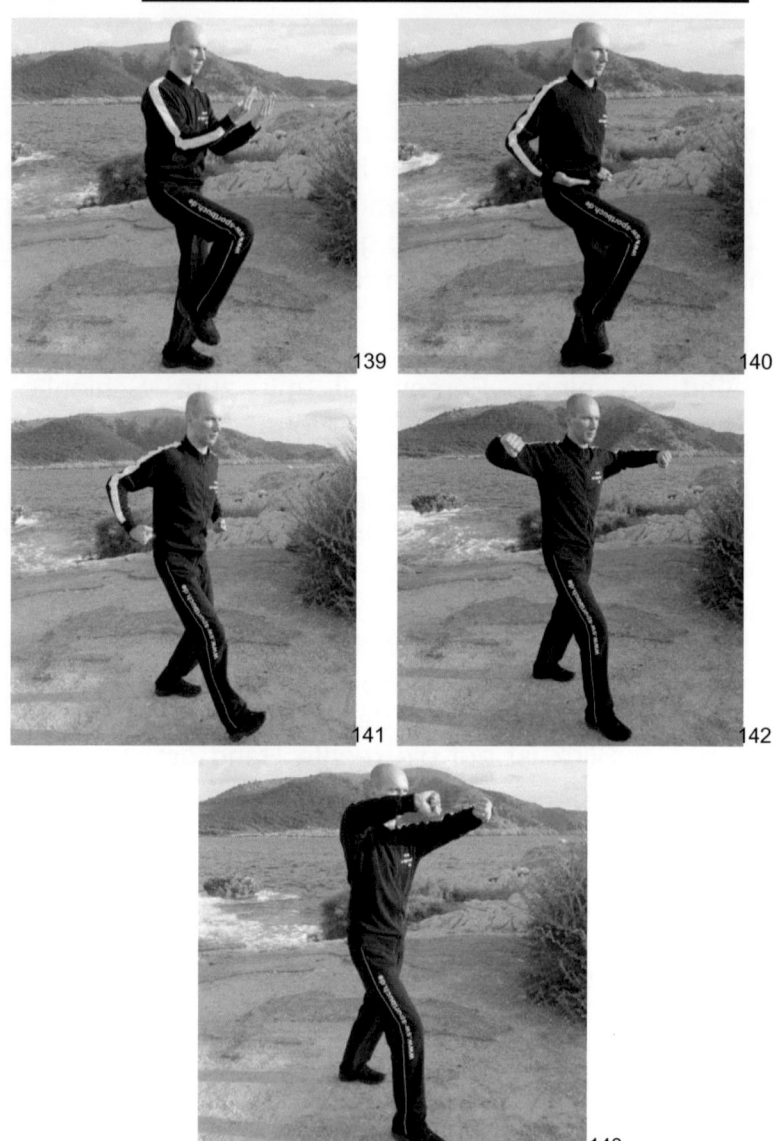

Das rechte Bein wird wieder angewinkelt und beide Hände werden zurück in die Parallelposition vor die Brust mit auf den Körper zeigenden Handinnenflächen gebracht. (Bild 139)

Wir gehen mit dem linken Standbein tiefer in eine leicht hockende Position. Die Hände werden nach unten jeweils über die Hüfte gezogen, formen dort Fäuste und werden weiter nach hinten in eine Ausholbewegung gebracht. Der rechte Fuß wird nach vorne zunächst auf die Ferse abgesetzt. (Bilder 140 bis 141)

Dann belasten wir den vorderen Fuß komplett und begeben uns so in die rechte Bogenstellung. Gleichzeitig werden beide Fäuste nach unten-außen bewegt und dann in einer Zangenbewegung oben wieder bis auf Kopfbreite zusammengeführt. Die Fäuste werden dabei nach innen gedreht. Wir vollführen so einen Doppelschwinger zum Kopf eines imaginären Gegners. In der Endstellung zeigen die Faustrücken zum Ausführenden. (Bilder 142 bis 143)

4.15.   Figur 15: Drehung, Fersenstoß links

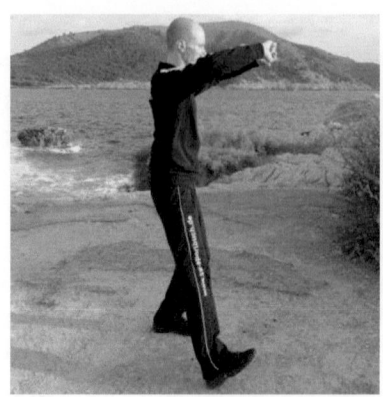
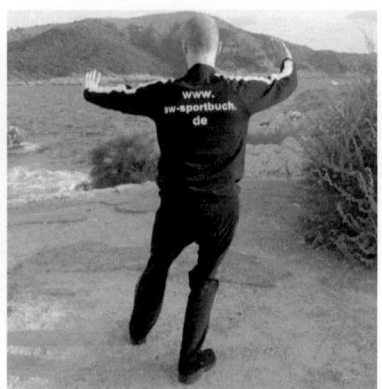

144

145

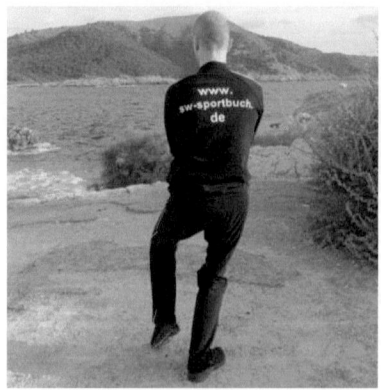
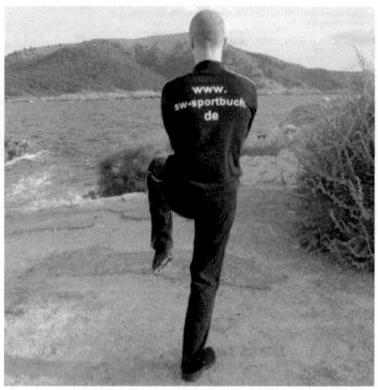

146

147

Wir verlagern das Gewicht auf das hintere, linke Bein und heben die rechte Fußspitze an. Wir leiten eine Körperdrehung nach links mit Drehpunkt auf der rechten Ferse ein. Wir setzen den rechten Fuß nach ca. 90° wieder mit der ganzen Fußsohle auf und drehen dann auch den linken Fuß diesmal mit dem Drehpunkt Fußballen nach links ein. Die Hände folgen in Kopfhöhe der Drehbewegung und die Fäuste werden dabei langsam geöffnet. Dann werden die Hände in einem Bogen nach außen-unten geführt. Wir beugen das rechte Knie und verlagern das Gewicht auf das rechte Bein. (Bilder 144 bis 145)

Die Hände kreuzen sich vor dem Unterleib und werden nach oben vor die Brust gebracht. Dabei liegt diesmal die linke Hand außen. Beide Handinnenflächen zeigen zum Körper. Der Blick ist nach vorne gerichtet. Das hintere, rechte Bein wird weiter belastet, damit das linke Bein angehoben werden kann. Beim Anheben des linken Beines streckt sich das rechte Standbein. Das Anheben des linken Beines, das Strecken des rechten Beines sowie das Anheben der gekreuzten Hände vor die Brust geschehen zeitgleich. (Bilder 146 bis 147)

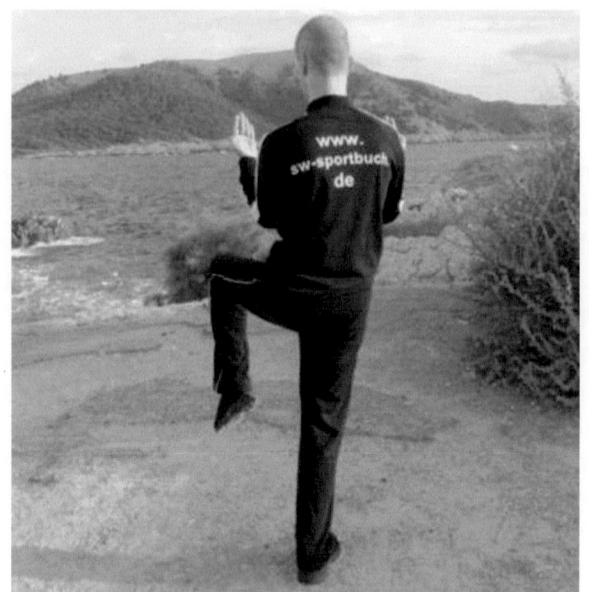

148

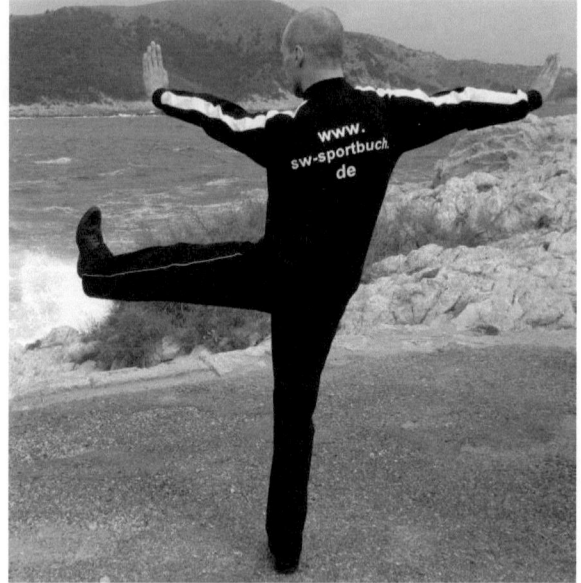

149

Der Oberkörper wird leicht nach links gedreht, das angehobene Bein wird in der Hüfte nach links geöffnet und die gekreuzten Hände werden auseinander gezogen und in eine parallele Haltung gebracht. Die Finger beider Hände zeigen senkrecht zum Himmel. (Bild 148)

Das linke Bein wird nach vorne-links gestreckt und vollführt so einen Fersenstoß (Dengjiao) mit zum Schienbein angezogenen Zehen. Die Höhe ist auch hier wieder nicht entscheidend. Sie können gegen das Knie, in den Unterleib oder gegen den Oberkörper eines imaginären Gegners treten. Die Hände werden gedreht und vollführen jeweils einen Handflächenstoß. Die linke Hand positioniert sich dabei über dem linken, tretenden Bein und die rechte Hand nach rechts, wobei sich beide Arme in einem 90-Grad-Winkel zueinander befinden. Die Handinnenflächen zeigen in der Endposition jeweils nach außen. Der Blick ist auf die linke Hand gerichtet. (Bild 149)

4.16. **Figur 16: Die Schlange kriecht am Boden links - Goldener Hahn auf einem Bein links**

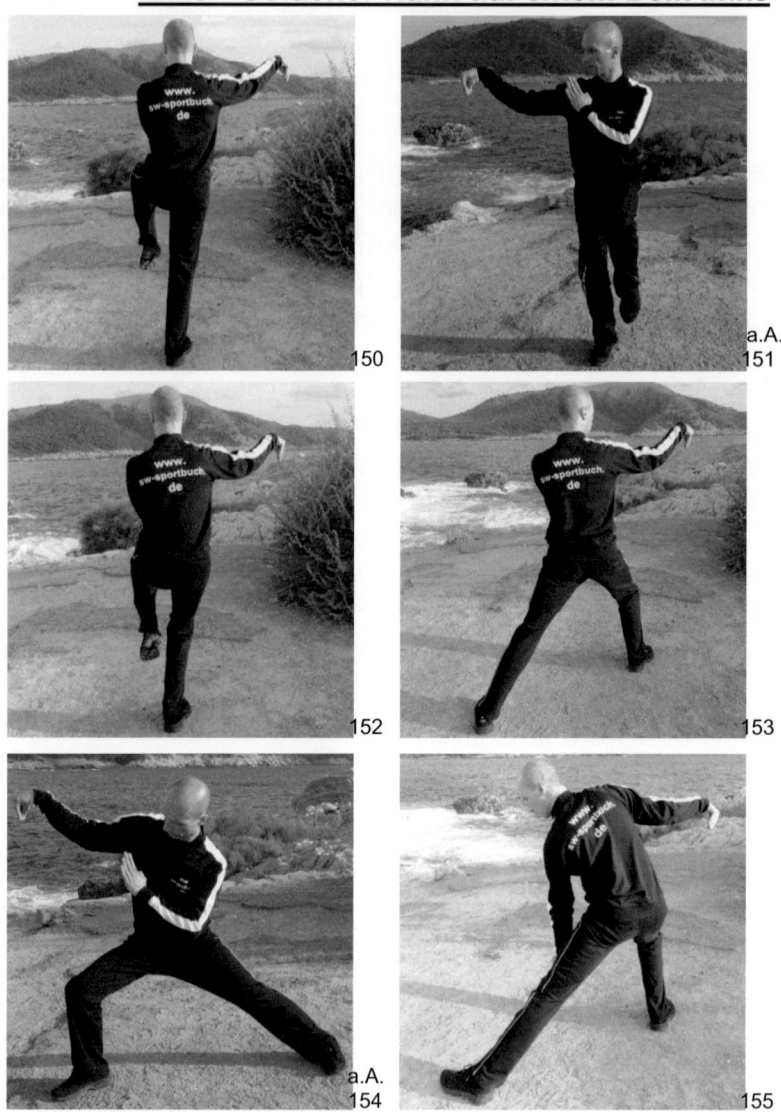

150

a.A.
151

152

153

a.A.
154

155

Das linke Bein wird nach dem Fersenstoß wieder angezogen. Die rechte Hand wird zur Hakenhand geformt und das rechte Ellenbogengelenk leicht angewinkelt. Der linke Ellenbogen wird angewinkelt und die Hand wird vor die rechte Schulter gebracht. Die Handinnenfläche zeigt dabei zum Körper. Der Blick ist auf die Hakenhand gerichtet. (Bild 150 + Bild 151 andere Ansicht von gleicher Position)

Wir beugen das Knie des Standbeines und verlagern so unseren Körperschwerpunkt nach unten. Wir strecken das linke Bein nach links-unten und dabei etwas nach hinten, so dass unsere rechte Ferse und die linke Fußspitze in etwa auf einer Linie liegen. Der linke Fuß wird mit der ganzen Sohle abgesetzt. (Bilder 152 bis 153 + Bild 154 andere Ansicht der Position von Bild 153)

Wir strecken das linke Ellenbogengelenk bis die Finger zu Boden zeigen. Die Augen folgen der Handbewegung. (Bild 155)

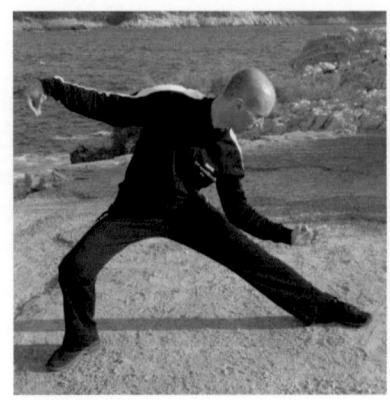

156 a.A.

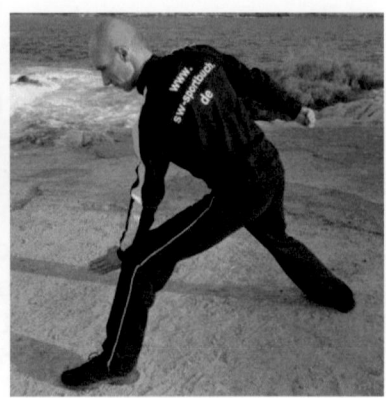

157

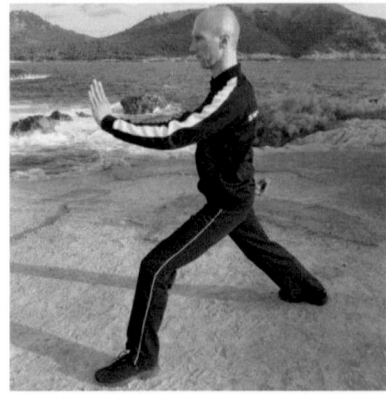

158

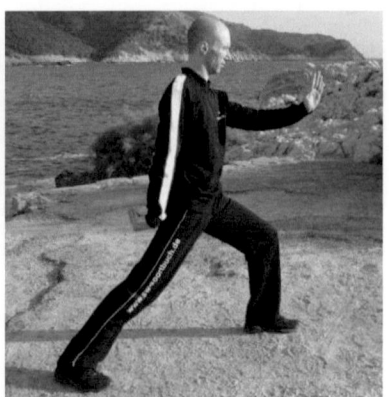

159 a.A. von Position Bild 158

Der Oberkörper wird nach links gedreht und die linke Hand bewegt sich gleichzeitig an der Innenseite des linken, gestreckten Beines in Richtung des linken Fußes. Dabei dreht sich die Hand, so dass der Handrücken nach links zeigt und die Finger nach vorne in Fußrichtung. Mit der Drehung der Hand wird auch der linke Fuß mit der Fußspitze nach links gedreht. Die von uns propagierte Variation mit einer leichten Beugung des Rückens und einer Kniebeugung mit einem Winkel > 90° berücksichtigt die Gegebenheiten Europas, um eine extreme Dehnung der Adduktoren sowie Belastung durch übermäßige Beugung (mit Winkel < 90°) in Verbindung mit Gewichtsbelastung des Knies zu vermeiden. Bild 156 zeigt die fortgeführte Bewegung des Bildes 155, wurde jedoch aus Anschaulichkeitsgründen aus einer anderen Perspektive aufgenommen. (Bild 156)

Wir schieben unseren Körper nach vorne und verlagern so unser Gewicht zu 60% auf das linke Bein, das nun angewinkelt wird. Gleichzeitig wird das hintere rechte Bein gestreckt und wir begeben uns in die linke Bogenstellung. Der Oberkörper wird aufgerichtet und die linke Hand mit der Handkante nach vorne bis auf Brusthöhe geschoben. Die Hakenhand dreht sich und wird mit nach hinten oben zeigenden Fingern und gestrecktem Arm hinter die rechte Hüfte parallel zum Körper gebracht.
(Bild 157 bis 158 + Bild 159 andere Ansicht der Position von Bild 158)

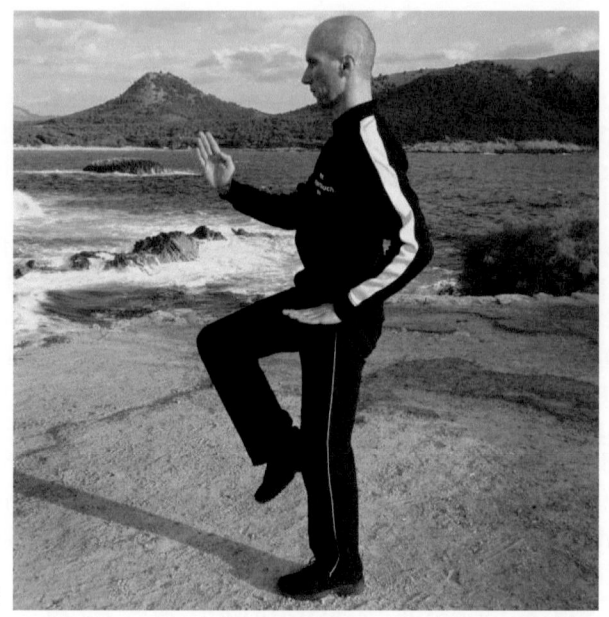

160

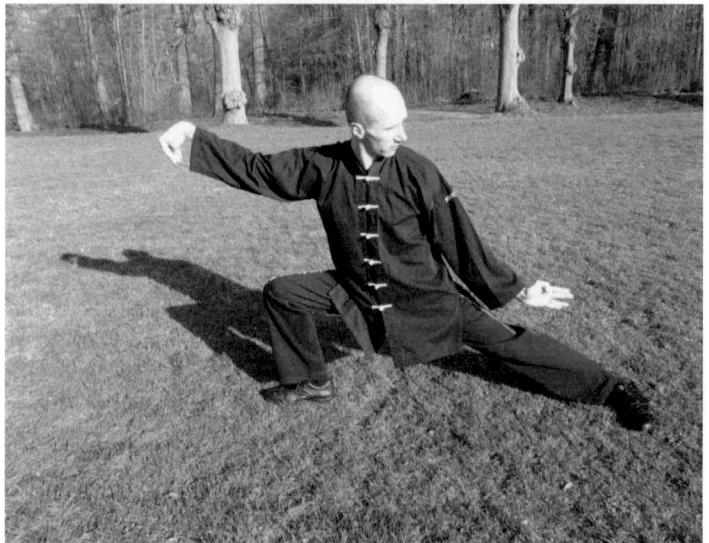

161

74

Das Körpergewicht wird weiter auf das linke Bein verlagert, bis das rechte Bein angehoben werden kann. Das Standbein wird gestreckt. Die Hakenhand wird nach vorne vor den Körper bis in Brusthöhe geführt und öffnet sich dabei. Die Handkante zeigt nach vorne, die Handinnenfläche nach links. Die linke Hand wird mit nach unten zeigender Handinnenfläche und nach vorne gerichteten Fingern links neben die Hüfte gebracht. Der Blick ist nach vorne über die Finger der rechten Hand gerichtet. Nun steht der goldene Hahn auf einem Bein. (Bild 160)

Wer dazu in der Lage ist und unbedingt möchte, kann aber auch die in China übliche Variation des Bildes 156 („Die Schlange kriecht am Boden") ausführen. Dabei bleibt der Oberkörper diesmal aufgerichtet und das rechte Knie wird dafür stark gebeugt. Die Handführung und Drehung des linken Fußes bleiben aber gleich. **Achtung:** Starke Belastung der Knie, Fußgelenke und Adduktoren! (Bild 161)

4.17. <u>Figur 17: Die Schlange kriecht am Boden rechts - Goldener Hahn auf einem Bein rechts</u>

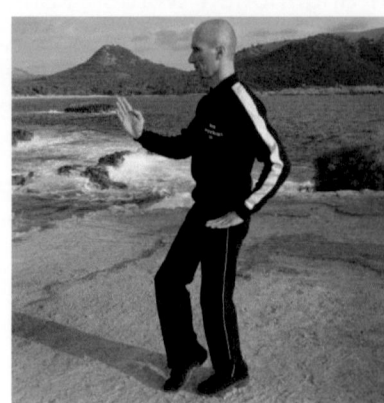

162

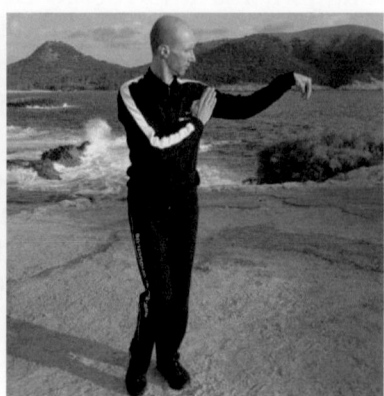

163

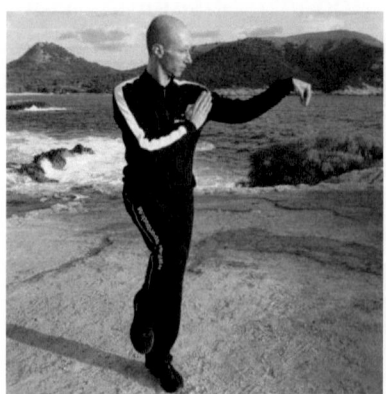

164

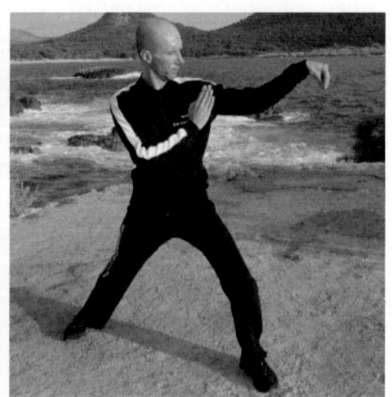

165

Der rechte Fuß wird mit dem Fußballen vor den linken Fuß gesetzt. Der Körper dreht sich mit dem rechten Fußballen als Drehpunkt um 90° nach links. Die Ferse des linken Fußes wird leicht angehoben und der Fuß ebenfalls mit eingedreht. Der linke Arm wird nach links bis in Schulterhöhe angehoben. Die Hand formt die Hakenhand. Der Blick ist auf die Hakenhand gerichtet. Die rechte Hand wird vor die linke Schulter gebracht, wobei die Handinnenfläche auf den Körper zeigt. (Bilder 162 bis 163)

Wir beugen das Knie des Standbeines und verlagern so unseren Körperschwerpunkt nach unten. Wir strecken das rechte Bein nach rechts-unten und dabei etwas nach hinten, so dass unsere linke Ferse und die rechte Fußspitze in etwa auf einer Linie liegen. Der rechte Fuß wird mit der ganzen Sohle abgesetzt. (Bilder 164 bis 165)

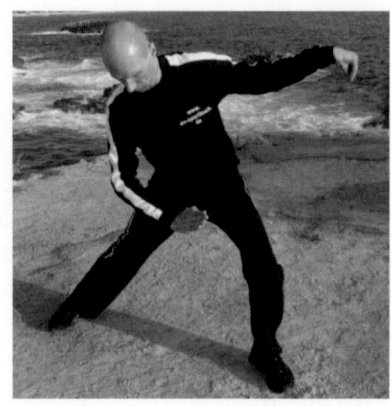

166

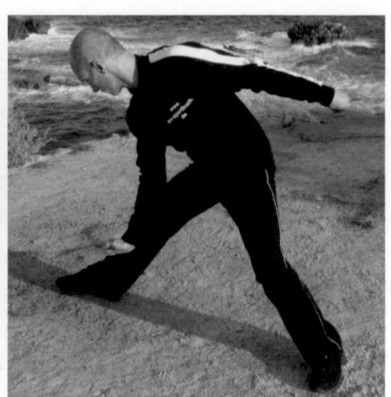

167

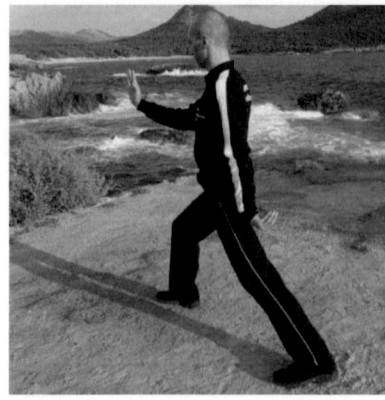

168

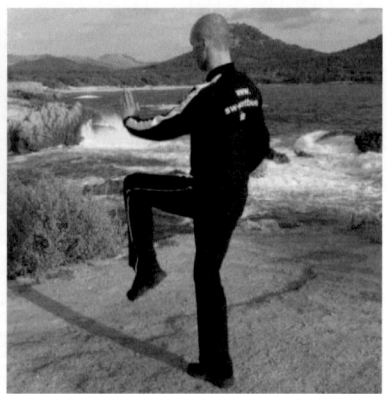

169

Wir strecken das rechte Ellenbogengelenk bis die Finger zu Boden zeigen. Die Augen folgen der Handbewegung. Der Oberkörper wird nach rechts gedreht und die rechte Hand bewegt sich gleichzeitig an der Innenseite des rechten, gestreckten Beines in Richtung des rechten Fußes. Dabei dreht sich die Hand, so dass der Handrücken nach rechts zeigt und die Finger nach vorne in Fußrichtung. Mit der Drehung der Hand wird auch der rechte Fuß mit der Fußspitze nach rechts gedreht. Auch hier wird die Variation mit einer leichten Beugung des Rückens und einer Kniebeugung > 90° bevorzugt, um eine extreme Dehnung und Kniebelastung aus den bereits angeführten Gründen zu vermeiden. (Bilder 166 bis 167)

Wir schieben unseren Körper nach vorne in die rechte Bogenstellung. Der Oberkörper wird aufgerichtet und die rechte Hand mit der Handkante nach vorne bis auf Brusthöhe geschoben. Die Hakenhand dreht sich und wird mit nach hinten oben zeigenden Fingern und gestrecktem Arm hinter die linke Hüfte parallel zum Körper gebracht. (Bild 168)

Das Körpergewicht wird weiter auf das rechte Bein verlagert, bis das linke Bein angehoben werden kann. Das Standbein wird gestreckt. Die Hakenhand wird nach vorne vor den Körper bis in Brusthöhe geführt und öffnet sich dabei. Die Handkante zeigt nach vorne, die Handinnenfläche nach rechts. Die rechte Hand wird mit nach unten zeigender Handinnenfläche und nach vorne gerichteten Fingern rechts neben die Hüfte gebracht. Der Blick ist nach vorne über die Finger der linken Hand gerichtet. (Bild 169)

4.18. <u>Figur 18: Schöne Frau am Webstuhl rechts und links</u>

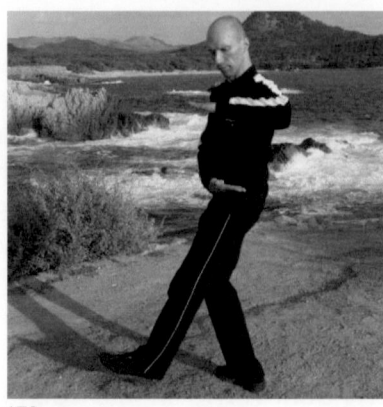
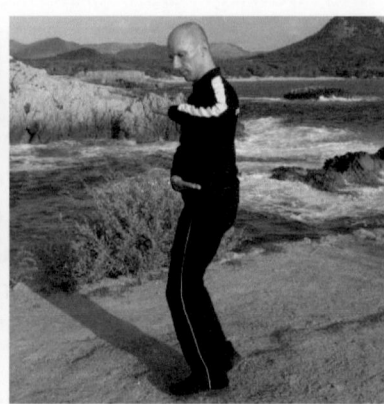

170   171

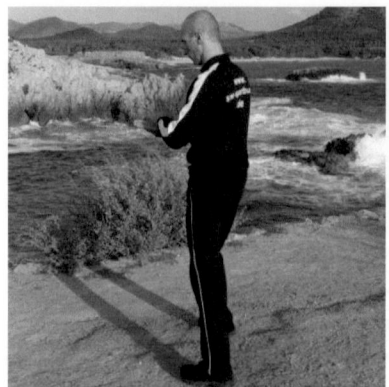
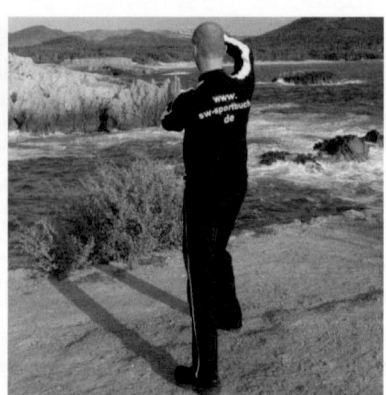

172   173

Der linke Fuß wird nach vorne in einem 45°-Winkel nach links über die Ferse abrollend abgesetzt und mit dem gesamten Körpergewicht belastet. Die Hände gehen in die Ballhaltung links mit eingedrehtem Oberkörper nach links und Blick auf die obere Hand. Dabei ist die linke Hand oben in Brusthöhe mit nach unten zeigender Handinnenfläche und die rechte Hand ist unten in Hüfthöhe gegenüberliegend mit nach oben zeigender Handinnenfläche. Der rechte Fuß steppt an den linken Fuß heran und wird dort kurz auf dem Fußballen belastet. (Bilder 170 bis 171)

Der rechte Fuß geht weiter und vollendet so einen Schritt nach vorne-rechts in die rechte Bogenstellung. Die Hände werden vor dem Körper mit der bereits bekannten Bewegung abgestriffen (erläutert bei Figur Nr. 02) und der Oberkörper weiter nach rechts eingedreht. Die rechte Hand wird bis auf Stirnhöhe angehoben und mit der Handinnenfläche nach außen gedreht. Die Finger zeigen schräg nach links-oben. Der Ellenbogen ist angewinkelt und zeigt schräg nach rechts-unten. Die linke Hand wird bei der Abstreifbewegung zunächst nach unten in Richtung der linken Hüfte geführt, um dann mit einem Handflächenstoß nach vorne in Brusthöhe vorzustoßen. Der Handflächenstoß erfolgt gleichzeitig mit der Drehung der rechten Handinnenfläche nach außen. (Bilder 172 bis 173)

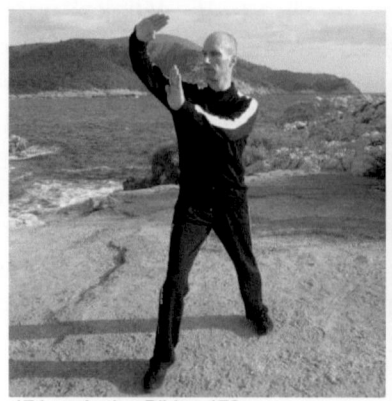
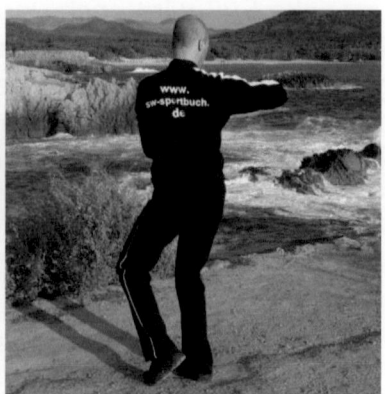

174 a.A. des Bildes 173   175

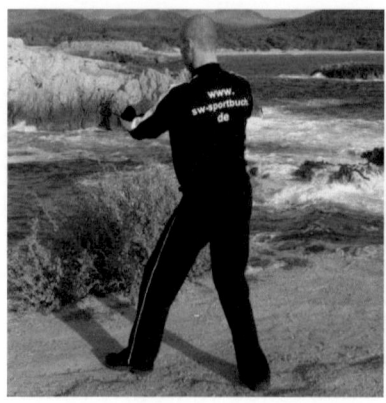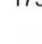
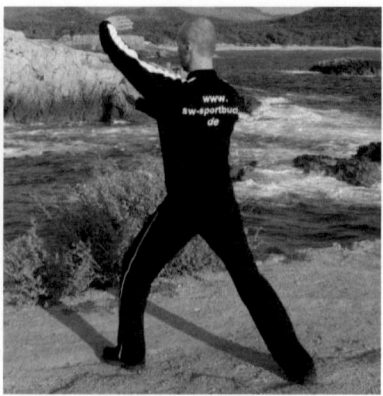

176   177

Bild 174 zeigt noch einmal die Position von Bild 173 aus einer anderen Perspektive. (Bild 174)

Wir verlagern das Körpergewicht auf das hintere Bein und heben die rechte Fußspitze an. Dann drehen wir den Fuß auf der Ferse 45° nach rechts und setzen ihn mit der ganzen Fußsohle auf. Das rechte Bein wird mit dem gesamten Körpergewicht belastet. Der linke Fuß steppt an den rechten Fuß heran und wird dort auf dem Fußballen kurz aufgesetzt. Der Oberkörper wird leicht nach rechts eingedreht und die Hände nehmen die bereits bekannte rechte Ballhaltung ein. Der Blick ist auf die rechte, obere Hand gerichtet. (Bild 175)

Der linke Fuß macht einen Schritt vor in die linke Bogenstellung. Der Körper dreht sich nach links-frontal ein und die Hände werden vor dem Körper abgestriffen. Die linke Hand wird bis auf Stirnhöhe angehoben und mit der Handinnenfläche nach außen gedreht. Die Finger zeigen schräg nach rechts-oben. Der Ellenbogen ist angewinkelt und zeigt schräg nach links-unten. Die rechte Hand wird bei der Abstreifbewegung zunächst nach unten in Richtung der rechten Hüfte geführt, um dann mit einem Handflächenstoß nach vorne in Brusthöhe vorzustoßen. Der Handflächenstoß erfolgt gleichzeitig mit der Drehung der linken Handinnenfläche nach außen. (Bilder 176 bis 177)

4.19.　Figur 19: Die Nadel vom Meeresboden holen

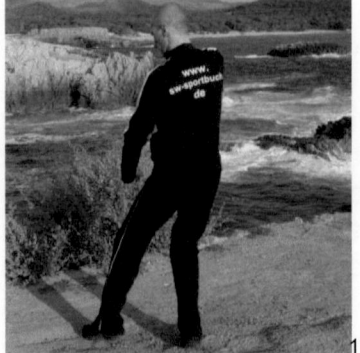
178

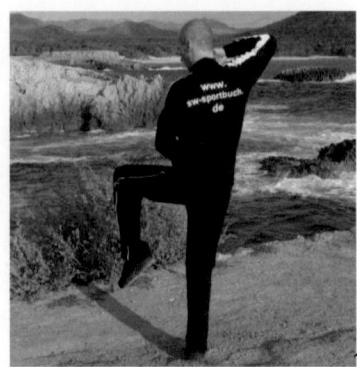
179

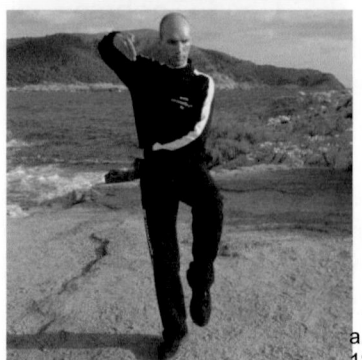
a.A.
180

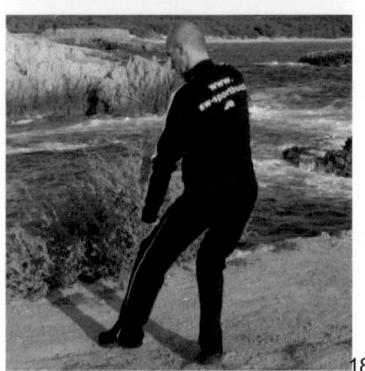
181

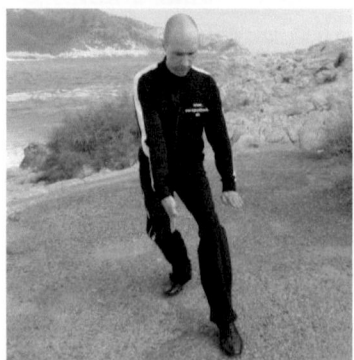
a.A.
182

Der rechte Fuß steppt einen halben Schritt nach vorne in Richtung des linken Fußes. Das rechte Bein wird dann mit dem gesamten Körpergewicht belastet und das linke Bein wird angehoben, bis der Oberschenkel parallel zum Boden ist. Der Fuß des angehobenen Beines zeigt dabei schräg nach unten. Das Standbein wird gestreckt. Die rechte Hand wird zunächst in einem Bogen nach unten in Richtung rechte Hüfte geführt und dann weiter durch Anwinkeln des rechten Ellenbogens bis neben das rechte Ohr gebracht. Dort zeigen die Finger schräg nach vorne-unten und die Handinnenfläche zum Kopf. Die linke Hand vollzieht ebenfalls eine bogenförmige Bewegung nach unten und dann vor dem Bauch nach rechts in Richtung rechter Hüfte. Die linke Handinnenfläche zeigt zu Boden, die Finger nach rechts-außen. Im Rahmen der Handbewegungen wird der Oberkörper leicht nach rechts eingedreht. (Bilder 178 bis 179 + Bild 180 a. Ansicht der Position des Bildes 179 aus einer anderen Perspektive)

Nun drehen wir den Oberkörper zurück in die frontale Position und stoßen dabei mit der rechten Hand schräg nach unten neben unser linkes Knie. Die Finger zeigen schräg nach unten und die Handinnenfläche nach links. Die linke Hand wischt mit nach unten zeigender Handinnenfläche vor unserem Bauch auf die linke Seite an die Außenseite des linken Beines mit nach vorne zeigenden Fingern. Der linke Fuß wird nach vorne mit dem Fußballen in die Leere-Schritt-Stellung abgesetzt. Das rechte Bein wird leicht gebeugt, so dass wir uns insgesamt in einer halb hockenden Position befinden. (Bild 181 + Bild 182 andere Ansicht aus anderer Perspektive)

4.20.   Figur 20: Den Fächer ausbreiten

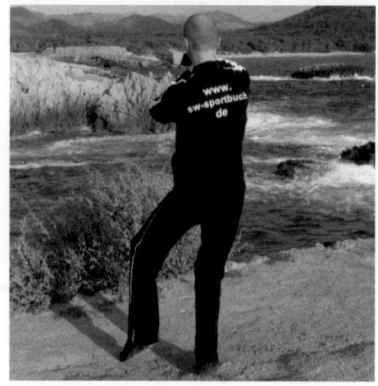

183

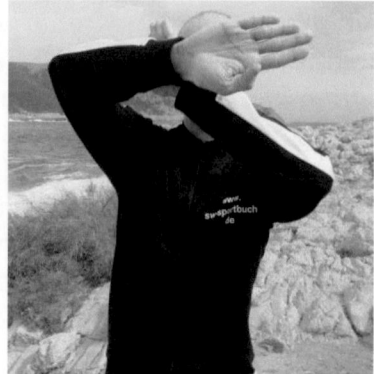

183a andere Ansicht von Bild 183

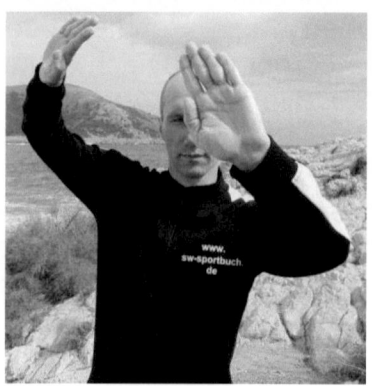

183b   a.A. "weitere Ausbreitung"

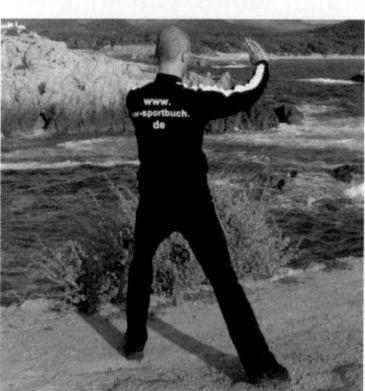

184 Endposition

Der Oberkörper wird wieder aufgerichtet. Der linke Fuß macht aus der Leere-Schritt-Stellung der vorherigen Endposition der Figur Nr. 19 ein Schrittchen vor in die linke Bogenstellung. Dabei wird das linke Bein mit 60% des Gewichtes belastet und das Knie gebeugt. Das hintere Bein wird gestreckt und mit 40% des Gewichtes belastet. Gleichzeitig werden die Hände vor dem Körper angehoben, wobei sich die Handgelenke kreuzen (gut erkennbar auf Bild 183a). Die rechte Hand liegt dabei außen und beide Handrücken zeigen zum Körper. Die Finger beider Hände zeigen entgegengesetzt schräg nach oben in den Himmel. Dann werden die Hände in Kopfhöhe auseinander gezogen (Bild 183b). „Der Fächer wird ausgebreitet." Die linke Hand stößt dabei mit einem Handflächenstoß in Schulterhöhe nach vorne. Die Finger zeigen nach oben und die Handinnenfläche nach vorne. Die rechte Hand wird mit angewinkeltem Ellenbogen in einer bogenförmigen Bewegung an die rechte Kopfaußenseite bis etwas über Schläfenhöhe gezogen. Die Finger zeigen schräg nach links-oben und die Handinnenfläche nach rechts-vorne. Der Oberkörper wird dabei leicht nach rechts gewendet. Bitte beachten: Die Handbewegungen („Den Fächer ausbreiten") geschehen gleichzeitig mit dem Schritt in die Bogenstellung und der Gewichtsverlagerung nach vorne. (Bilder 183 bis 184)

4.21.   Figur 21: Drehen, Abwehren nach unten

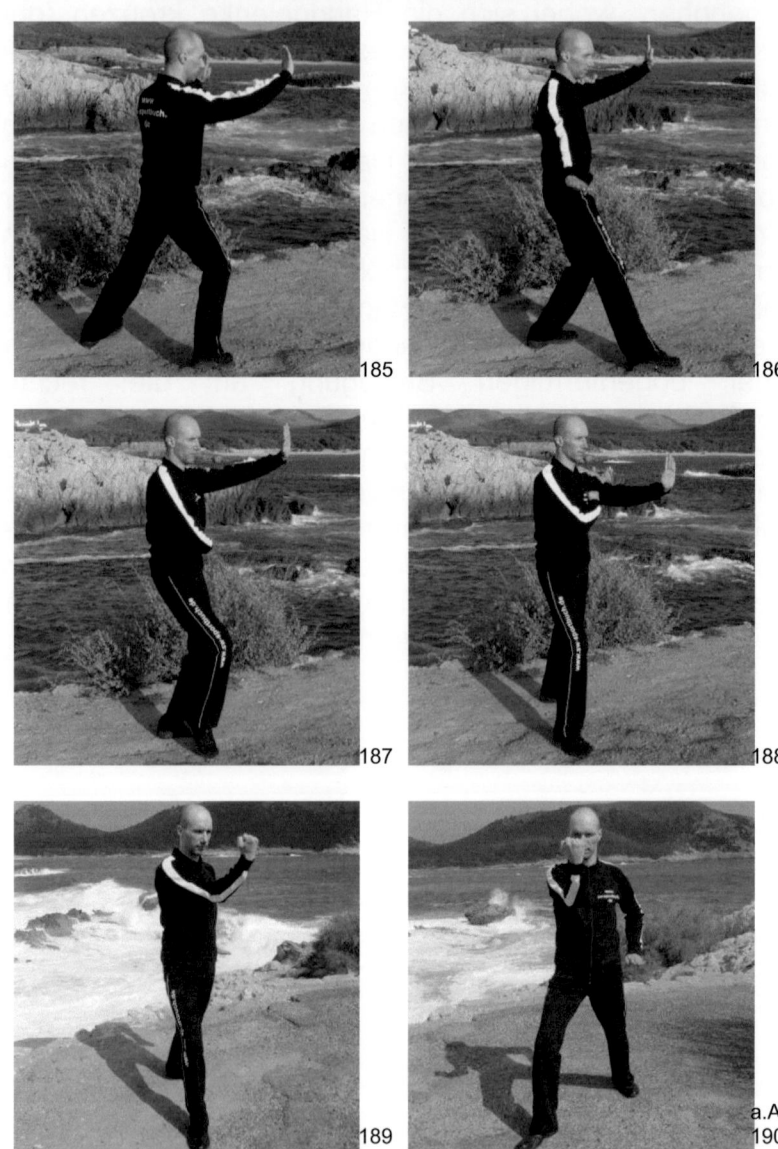

185

186

187

188

189

a.A.
190

Das Körpergewicht wird auf das hintere, rechte Bein verlagert. Die linke Fußspitze wird angehoben und die linke Ferse kann so als Drehpunkt verwendet werden. Der Oberkörper wird nach rechts gedreht, wobei die Hände zunächst in Kopfhöhe im Rahmen der Drehbewegung mitgenommen werden. Die linke Fußspitze wird nach rechts gedreht und dort abgesetzt. (Bild 185)

Das Gewicht wird zurück auf das linke Bein verlagert, die rechte Ferse wird angehoben und dreht auf dem Fußballen nach links. Der Oberkörper wird weiter nach rechts gedreht. Die linke Hand wird in Kopfhöhe mitgenommen. Die rechte Hand macht einen großen Bogen zur rechten Hüfte nach unten. Die Handinnenfläche zeigt nach unten. (Bild 186)

Der rechte Fuß wird zurück an das linke Standbein gezogen und auf der Spitze kurz abgestellt. Die rechte Hand wird vor dem Bauch zur linken Hüfte bewegt und formt dort eine Faust mit nach oben gerichtetem Faustrücken. Die linke Hand befindet sich noch in Kopfhöhe mit unveränderter Handflächenstoßhaltung. (Bild 187)

Wir machen mit dem rechten Fuß einen Schritt nach vorne über die Ferse in die rechte Bogenstellung. Die Zehen zeigen leicht nach außen. Die rechte Faust wird bei gebeugtem Arm von der linken Hüfte aufwärts nach vorne geführt. Dieser Faustrückenschlag in Unterkieferhöhe stellt eine Abwehr mit dem Unterarm nach vorne-unten dar. Die linke Hand senkt sich gleichzeitig zur linken Hüfte mit nach vorne zeigenden Fingern und nach unten zeigender Innenfläche. (Bilder 188 bis 189 + Bild 190 a. Ansicht der Position v. Bild 189)

4.22. **Figur 22: Auslagewechsel, Block, Vertikalfauststoß, Abstreifen, Ball zurückrollen lassen, doppelter Handflächenstoß**

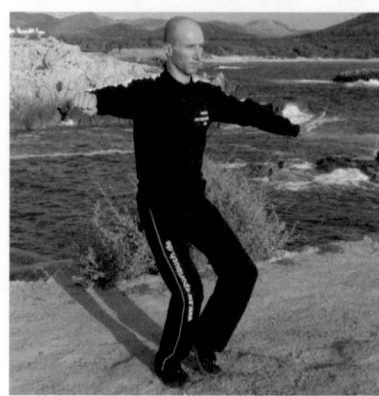

191

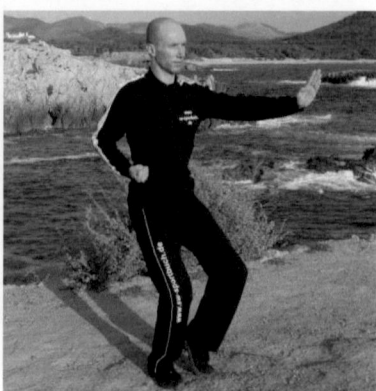

192

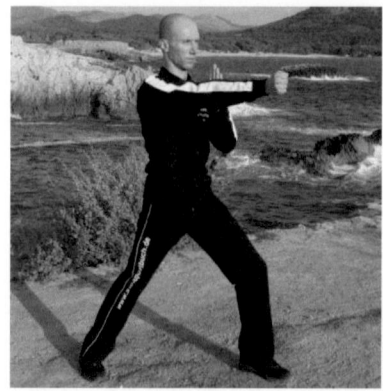

193

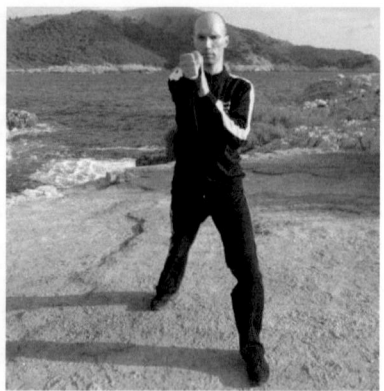

194   a.A.: Frontalperspektive

Das vordere, rechte Bein wird mit dem gesamten Körpergewicht belastet. Ohne den Körperschwerpunkt anzuheben steppt der linke Fuß an den rechten heran und wird neben diesem für einen kurzen Moment auf dem Fußballen abgestellt. Die linke Hand bewegt sich von der linken Hüfte an der Außenseite des Körpers nach oben bis auf Schulterhöhe. Die rechte Faust wird auf Schulterhöhe nach rechts-außen geführt. Der Faustrücken dreht sich dabei nach oben. Die Arme sind für diesen Moment wie die Flügel eines Vogels ausgebreitet. (Bild 191)

Die rechte Faust wird weiter in einem Bogen nach unten zur rechten Hüfte geführt. Dabei wird der Ellenbogen angewinkelt und der Faustrücken zeigt nun zu Boden. Das rechte Handgelenk liegt am rechten Hüftknochen an. Der linke, gestreckte Arm wird auf Schulterhöhe von außen nach vorne geführt. (Bild 192)

Der linke Fuß macht einen Schritt vor in die linke Bogenstellung. Somit wurde insgesamt ein Auslagewechsel vollzogen. Gleichzeitig vollführt die rechte Faust einen Vertikalfauststoß, indem sie in gerader Linie von der Hüfte nach oben auf Schulterhöhe nach vorne vorstößt und dort mit dem Faustrücken nach rechts-außen zeigend eingedreht wird. Ebenfalls gleichzeitig blockt die linke Hand mit einer fegenden Bewegung unter Anwinkelung des Ellenbogens in Schulterhöhe mit der Handfläche nach rechts zeigend bis an den rechten Arm. (Bild 193 + Bild 194 andere Ansicht der gleichen Position von Bild 193)

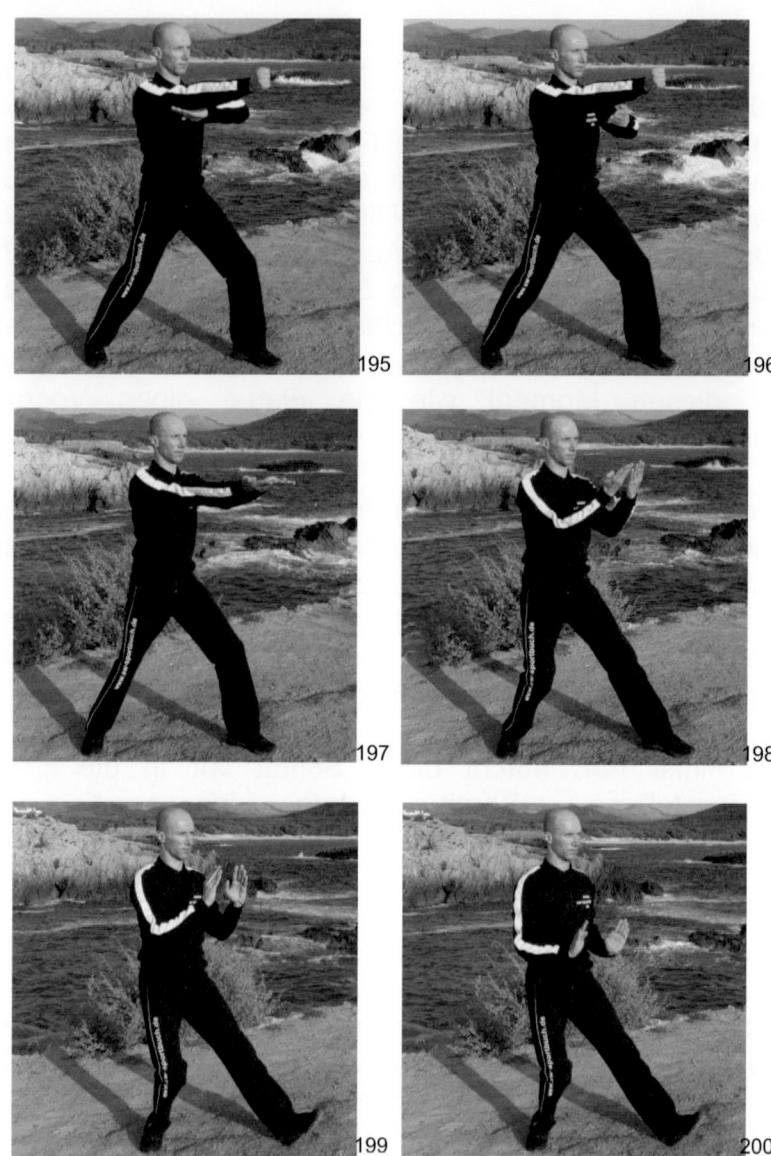

195

196

197

198

199

200

Die linke Hand wird mit dem Handrücken unter den rechten Oberarm gebracht. Der linke Arm liegt dabei waagerecht vor dem Körper. Die Finger zeigen nach rechts-außen. Dann wird die linke Hand unterhalb des rechten Armes mit Armkontakt nach vorne bewegt („Abstreifen"), wobei die Handinnenfläche nach oben gedreht wird. (Bilder 195 bis 196)

Die Faust öffnet sich. Beide Hände werden mit nach oben zeigenden Handinnenflächen in eine parallele Position gebracht. Beide Arme sind gestreckt, die Finger zeigen nach vorne. (Bild 197)

Das Körpergewicht wird auf das hintere, rechte Bein verlagert. Das rechte Knie wird gebeugt, während sich das linke streckt. Die Ellenbogen werden angewinkelt und die Hände zurück zum Körper gezogen. (Bild 198)

Die linke Fußspitze wird angehoben und wir begeben uns so in die Sieben-Sterne-Stellung. Die Hände werden weiter zum Körper und nach unten gezogen, wobei die Handflächen nach vorne gedreht werden. „Wir lassen den imaginären Ball zurückrollen." (Bilder 199 bis 200)

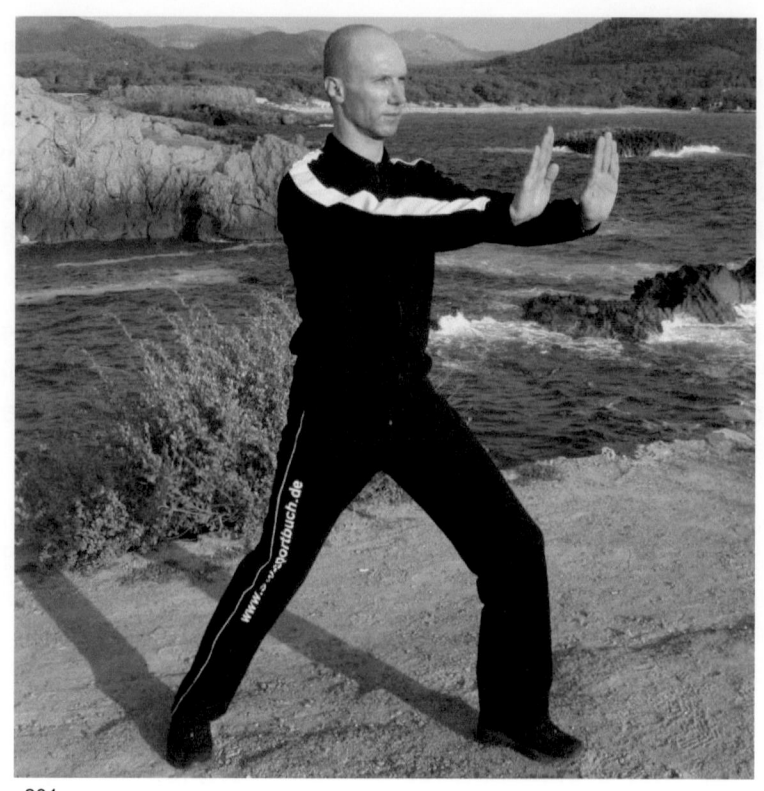

201

Wir schieben das Körpergewicht wieder nach vorne, belasten den gesamten vorderen Fuß und begeben uns in die linke Bogenstellung. Die Hände stoßen von unten nach oben auf Schulterhöhe in einer bogenförmigen Bewegung mit einem doppelten Handflächenstoß vor. Wir rollen den Ball wieder vor. (Bild 201)

4.23. Figur 23: Hände kreuzen

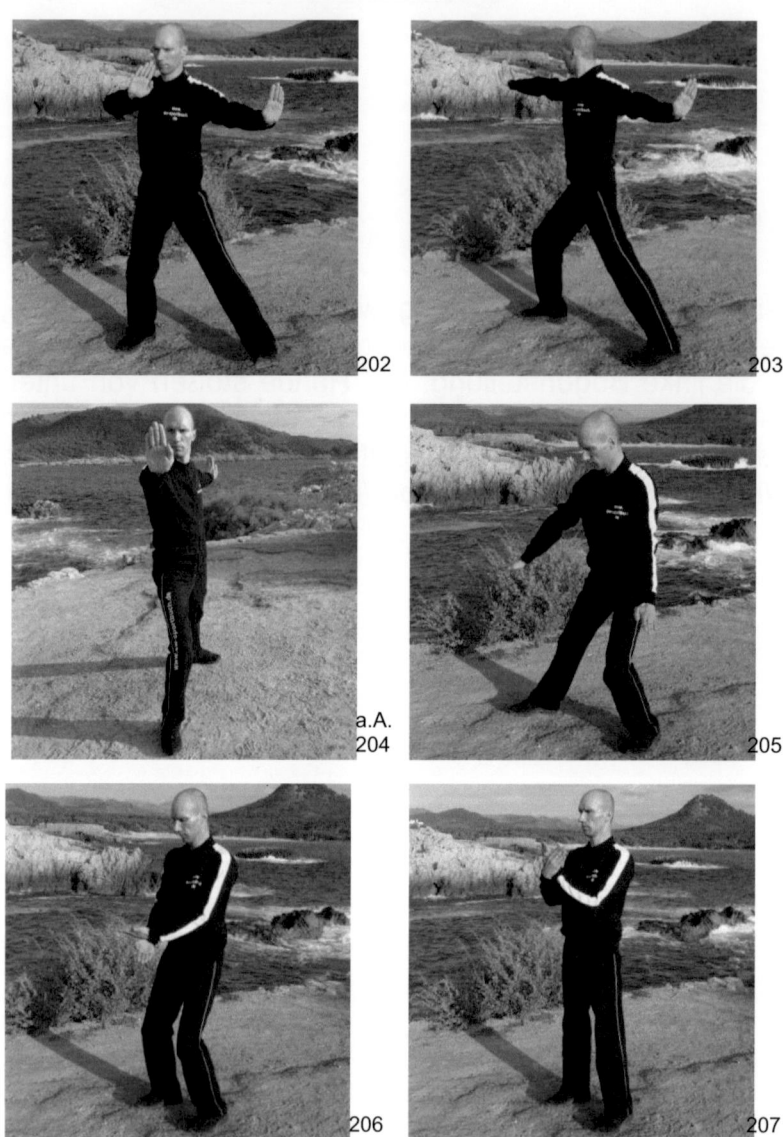

202

203

a.A.
204

205

206

207

Das Körpergewicht wird auf das hintere, rechte Bein verlagert. Die linke Fußspitze wird angehoben und die linke Ferse als Drehpunkt verwendet. Der linke Fuß wird nach rechts um 90° eingedreht und wieder abgesetzt. Es wird eine Körperwendung um 180° eingeleitet. Der rechte Fuß wird ebenfalls auf der Ferse nach rechts eingedreht. Die linke Hand verbleibt in der Handflächenstoßposition auf der linken Seite. Der rechte Ellenbogen wird gebeugt und dann stößt die rechte Hand unter Streckung des Armes mit einem Handflächenstoß nach rechts. Der Blick ist auf die rechte Hand gerichtet. Das rechte Knie ist gebeugt und das Bein wird mit 60% des Körpergewichtes belastet. Das linke Bein ist gestreckt und wird mit 40% belastet. (Bilder 202 bis 203 + Bild 204 andere Ansicht der Position des Bildes 203)

Das linke Knie wird gebeugt und das Bein mit dem gesamten Gewicht belastet, so dass nun das rechte Bein an das linke Bein in den schulterbreiten Stand herangezogen werden kann. Der Blick ist nach vorne gerichtet. Beide Hände werden an den Körperaußenseiten gesenkt und vor dem Unterleib gekreuzt. Die gekreuzten Hände werden nach oben vor die Brust geführt, wobei die rechte Hand außen liegt und beide Handinnenflächen zum Körper zeigen. Mit dem Anheben der gekreuzten Hände werden gleichzeitig die Knie gestreckt. (Bilder 205 bis 207)

4.24. <u>Figur 24: Das Qi zum Ursprung zurückführen</u>

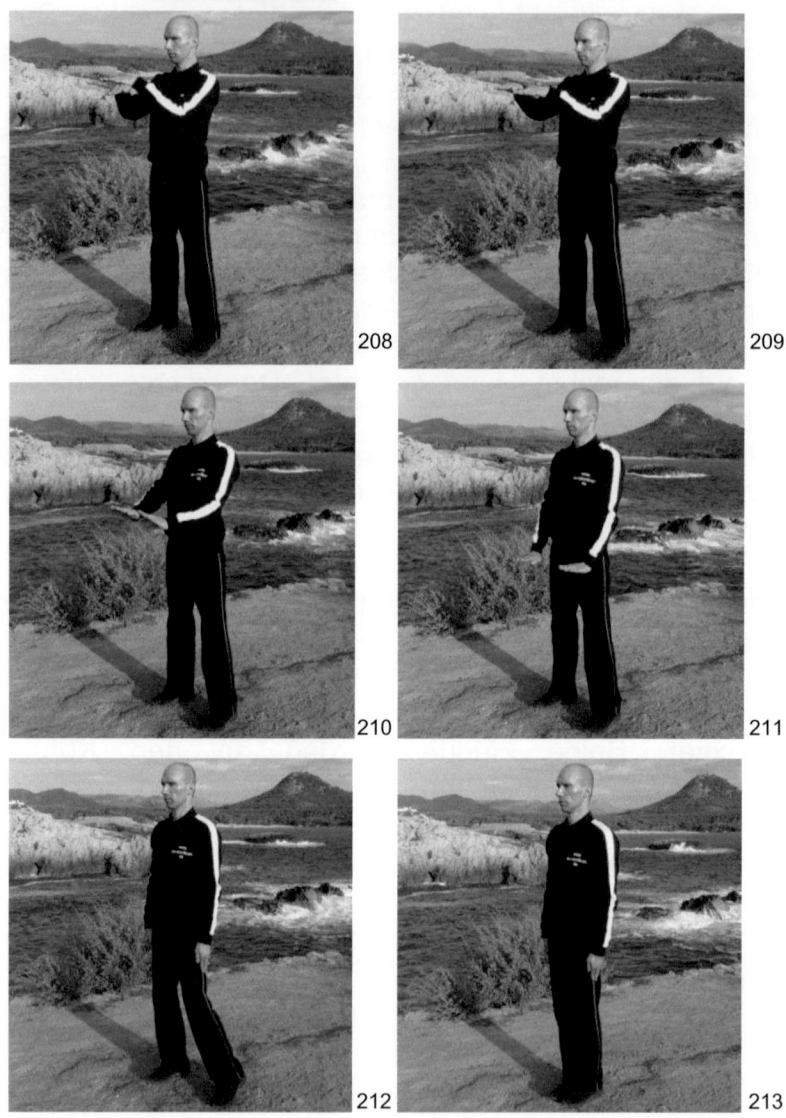

208

209

210

211

212

213

Die Hände drehen sich mit den Handinnenflächen nach unten, sind aber immer noch gekreuzt. Die linke Hand liegt oben. Die Hände bewegen sich auseinander in eine parallele Position. Die Handinnenflächen zeigen weiterhin nach unten und die Finger nach vorne. Die Ellenbogengelenke sind leicht gebeugt. (Bilder 208 bis 209)

Die Hände werden vor dem Körper nach unten bis vor den Unterleib gedrückt bis die Arme gestreckt sind. Wir führen das Qi so ins untere Dantian zurück. (Bilder 210 bis 211)

Die Hände werden rechts und links an die Außenseiten des Körpers geführt und an die Hosennaht angelegt. Die Finger zeigen dabei senkrecht nach unten. Das Körpergewicht wird auf das rechte Bein verlagert und der linke Fuß wird an den rechten herangezogen, abgesetzt und wieder mit 50% Gewicht belastet. Die Übung ist beendet. (Bilder 212 bis 213)

5.   Buchempfehlungen

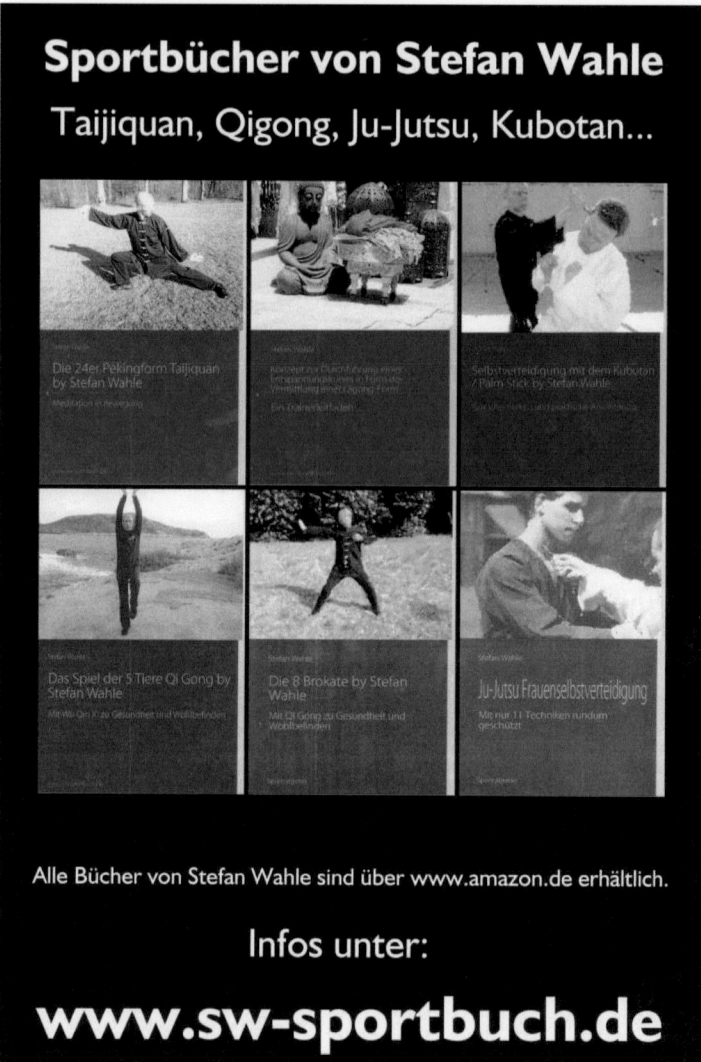

6.   Über den Autor

Trainerqualifikationen und Graduierungen
- Entspannungstrainer, Note 1
- Trainer für Sportrehabilitation, Note 1
- Fitnesstrainer B-Lizenz, Note 1
- Lehrer für Qigong, zertifiziert durch TQN + DDQT
- Lehrbefähigungsnachweis Ju-Jutsu, 1990
- Prüferlizenz Ju-Jutsu von verschiedenen Verbänden, erstmals 1992
- 6. Dan Ju-Jutsu, Lehrer für Ju-Jutsu
- Krav Maga Instructor verschiedener Verbände

Wettkampferfolge
- 1. Platz Hamburger Meisterschaft Ju-Jutsu-Formenwettkampf 1992
- 3. Platz Hamburger Meisterschaft Ju-Jutsu Kampf 1995
- 3. Platz Hamburger Meisterschaft Ju-Jutsu Kampf 1994
- 4. Platz Internationale Deutsche Meisterschaften moderne Kata 1997 in Lauenburg
- 4. Platz Deutsche Meisterschaft Ju-Jutsu-Formenwettkampf 1992
- 5. Platz Hamburger Meisterschaft Ju-Jutsu Kampf 1996
- 1. Platz beim zweiten "happy run" 5 Km Nordic-Walking in Wahlstedt 2010
- 3. Platz German Taijiquan Open 2012 in Hannover
- 4. Platz Wu Wei Cup 2012 in Hamburg
- 1. Platz Sparkassen-Ostseelauf Timmendorfer Strand Nordic-Walking 5 Km 2013
- 1. Platz Stadtwerkelauf Tornesch 5 Km NW 2013-2015
- 1. Platz Möllner City-Lauf 9,4 Km NW 2014 + 2015
- 1. Platz Jesteb. Volkslauf Walking 10,5 Km 2014 + 2015

Veröffentlichungen
- diverse Sammelbände 2014
- Rückenqigong 2014
- Kurskonzept Frauenselbstverteidigung 2014
- Der fliegende Kranich Qigong in 5 Bänden 2013
- Buch „Die 6 heilenden Laute" 2013
- Buch „Das muskel- und sehnenstärkende Qigong" 2012
- Buch „Sawah Kung Fu Grundtechniken" 2012
- Buch „Shaolin Qin Na Sawah Kuen" 2012
- Buch „Taijiquan für Einsteiger..." 2012
- Buch „Krav Maga - Grundtechniken..." 2012
- Buch „Das Spiel der 5 Tiere Qi Gong ..." 2011
- Buch „Die 8 Brokate by Stefan Wahle" 2010
- Buch „Ju-Jutsu Frauenselbstverteidigung" 2010
- Buch „Optimiertes Krafttraining mit der ILB-Methode"
  2009
- Buch „Ju-Jutsu Straßenkampftechniken" überarbeitete
  Neuauflage 2009
- Artikel „Optimiertes Krafttraining mit der ILB-Methode" in
  der Zeitschrift „shape up Trainer's only", Heft Nr. 5
  2009
- Buch „Realistische Frauenselbstverteidigung" 1994/95
- Buch „Ju-Jutsu Straßenkampftechniken" 1993

Auszeichnungen
- Budoka Award der Martial Arts Association 2013
- Ehrenkreuz der Martial Arts Association (MAA) 2012
- Hall of Fame + Dragon Medal der MAA 2011
- Verleihung der Ehrenmedaille durch den American
  Ju-Jutsu Landesverband Hamburg e.V.
  für den Aufbau der Akademie für
  Frauenselbstverteidigung 1997

Besondere Lehrgänge
- Lehrgang bei Dan Inosanto, Schüler von Bruce Lee
  1996 in Speyer

Tätigkeiten

seit 2008	Fernstudium Fitness an der BSA Akademie anerkannt durch den DSSV e.V.
seit 2001	freiberuflicher Trainer
1993 bis 2001	Landestrainer beim American Ju-Jutsu Landesverband Hamburg e.V.

Mitglied in den Verbänden (Stand 10/2015)
- Taijiquan & Qigong Netzwerk Deutschland e.V.
- Chinesisch-Deutscher Kampfkunstverein e.V.
- Martial Arts Association - Int.
- Deutsche Budo Organisation e.V.
- Krav Maga Sawah Organisation Deutschland
- World Krav Maga Association
- Zertifizierung durch das Deutsche Trainerregister
  des DSSV e.V.
- Deutsches Dan-Kollegium e.V. - DDK
- Deutsche Kampfkunst Föderation e.V.
- Sawah Qigong und Taijiquan Gesellschaft
- American Ju-Jutsu Landesverband Hamburg von 1993
- F.T.U. Freie Taekwondo Union

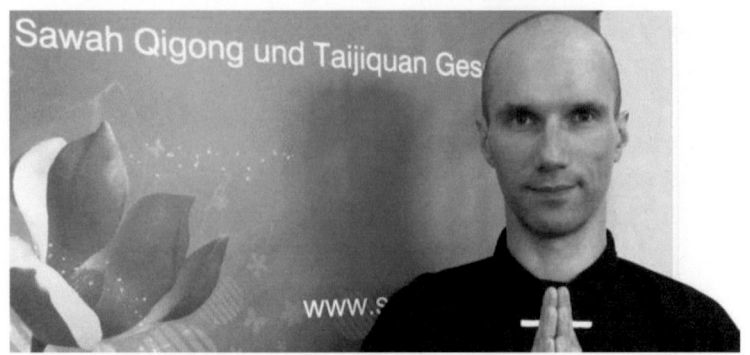

Man kann mich als Personal Trainer für folgende Bereiche buchen:

- Muskelaufbautraining mit Geräten,
- Cardio-Training,
- Boxtraining,
- Nordic-Walking,
- Selbstverteidigung,
- Qigong, Taijiquan,
- gemeinsame Entwicklung von Trainingsplänen mit erreichbaren Zielen.

Kontakt:

Stefan Wahle

E-Mail: info@sw-sportbuch.de

Internet: www.sw-sportbuch.de

Fan-Page von Stefan Wahle bei Facebook.com:
http://www.facebook.com/Stefan.Wahle.Autor

7.   Vorstellung der Gesellschaft

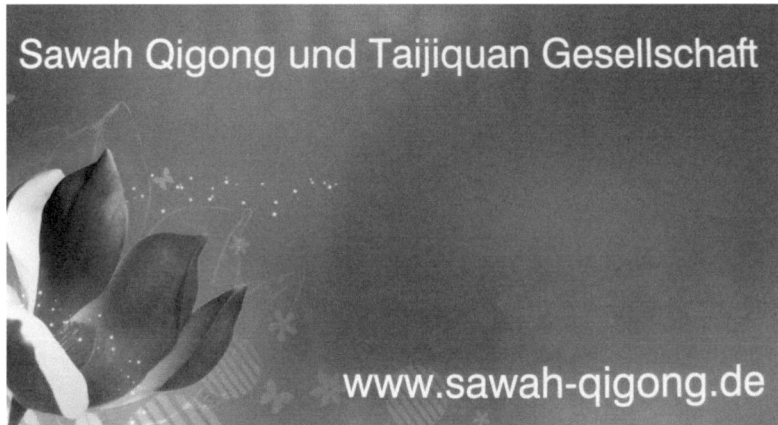

Die **Sawah®   Qigong und Taijiquan Gesellschaft** ist
der Fachverband für

- Qigong,

- Taijiquan und

- Kung Fu

im **Sawah® Stil** und betreibt in diesen Bereichen Lehre
und Forschung.

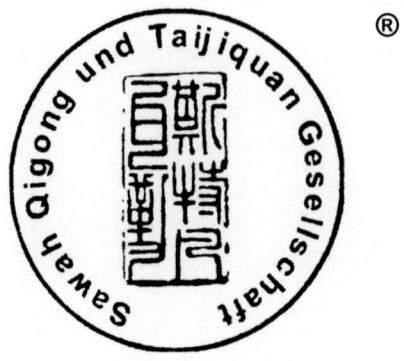

®

Internet: www.sawah-qigong.de

E-Mail: info@sawah-qigong.de

Die Gesellschaft hat eine Gruppe bei Xing:
Qigong & Taijiquan Deutschland
http://www.xing.com/net/sawah

Gruppen bei Facebook:
Qigong Deutschland
Taijiquan Deutschland

Seite bei Facebook:
Sawah Qigong und Taijiquan Gesellschaft

Gruppen bei linkedin.com:
Qigong Deutschland
Tai Chi Chuan Deutschland

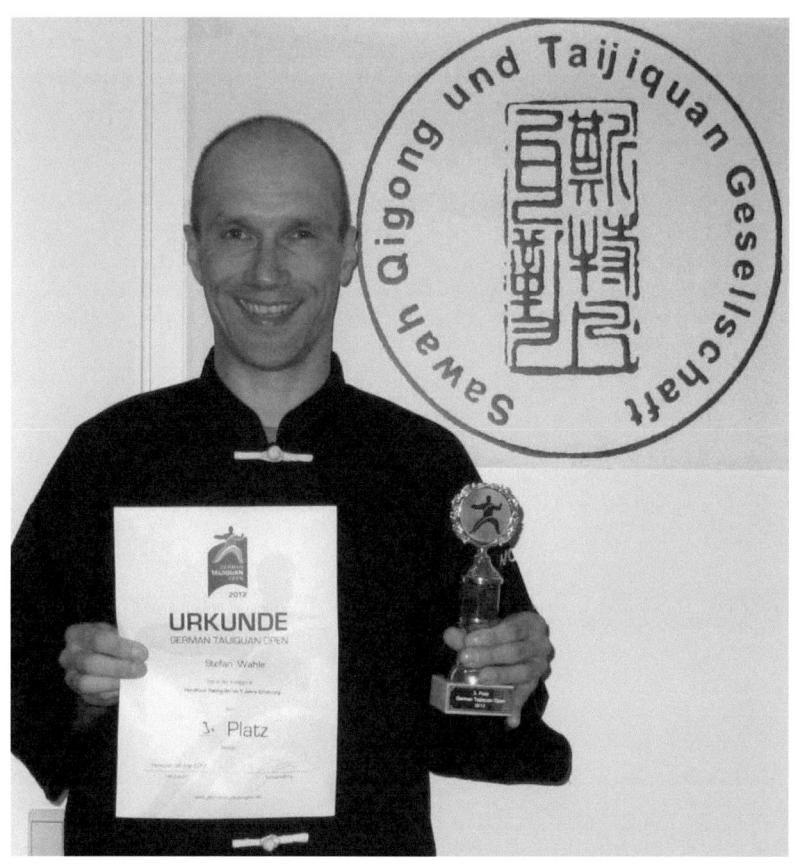

3. Platz bei den German Taijiquan Open 2012 in Hannover.
Die GTO 2012 waren die ersten offiziellen Meisterschaften für Taijiquan in Deutschland, getragen von folgenden Verbänden und Organisationen:
- Taijiquan und Qigong Netzwerk Deutschland,
- Chen Stil Taijiquan Netzwerk Deutschland,
- Taiji Europa und
- Wu Wei Hamburg.

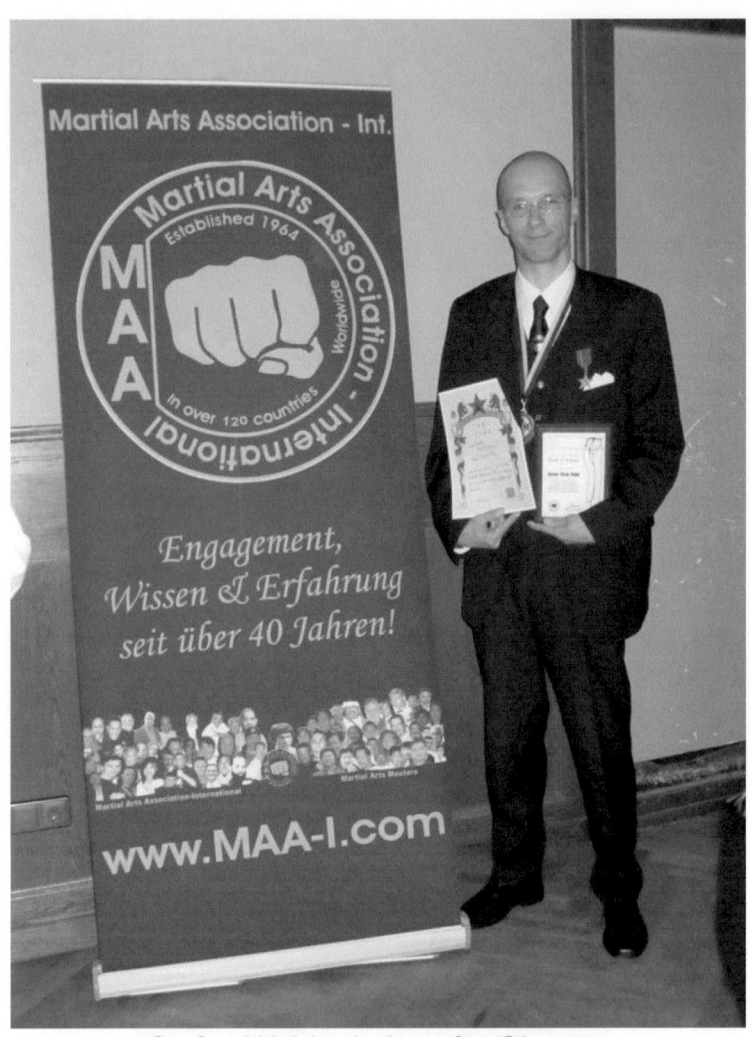

Stefan Wahle, Lehrer für Qigong

www.sw-sportbuch.de